中国医药卫生事业发展基金会项目资助

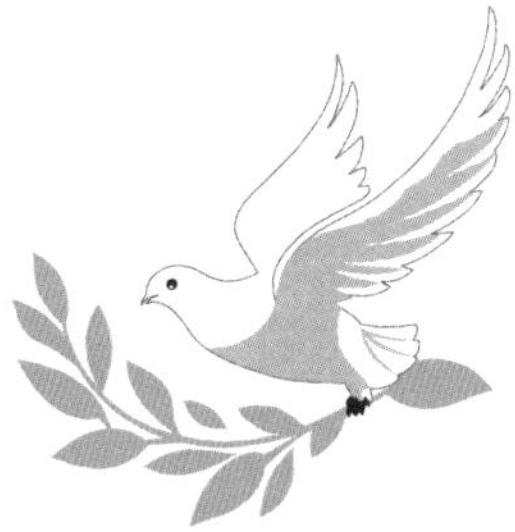

健康心概念

主　编　刘梅林

编　委（按姓氏笔画排序）

王茜婷　田清平　付志方　冯雪茹　刘　杰　刘　美
刘雯雯　杜佳丽　李　丽　李　虹　李嘉欣　吴惠人
张　晶　张志刚　张雨濛　陈　珑　陈夏欢　范　琰
周伟炜　郑　琴　赵志杰　候　越　贺丹眉　耿　慧
倪莲芳　黄　波　梁文奕　梁荣月　隗东方　韩晶晶
焦红梅　诸葛瑞琪

主编助理　梁文奕　刘雯雯

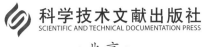

科学技术文献出版社
SCIENTIFIC AND TECHNICAL DOCUMENTATION PRESS
·北京·

图书在版编目（CIP）数据

健康心概念 / 刘梅林主编. —北京：科学技术文献出版社，2023. 9
ISBN 978-7-5235-0557-1

Ⅰ. ①健… Ⅱ. ①刘… Ⅲ. ①心脏血管疾病—防治 Ⅳ. ① R54

中国国家版本图书馆 CIP 数据核字（2023）第 147818 号

健康心概念

策划编辑：胡丹　责任编辑：胡丹　责任校对：张微　责任出版：张志平

出 版 者　科学技术文献出版社
地　　址　北京市复兴路15号　邮编 100038
编 务 部　(010) 58882938，58882087（传真）
发 行 部　(010) 58882868，58882870（传真）
邮 购 部　(010) 58882873
官方网址　www.stdp.com.cn
发 行 者　科学技术文献出版社发行　全国各地新华书店经销
印 刷 者　北京时尚印佳彩色印刷有限公司
版　　次　2023 年 9 月第 1 版　2023 年 9 月第 1 次印刷
开　　本　710 × 1000　1/16
字　　数　198千
印　　张　18.5
书　　号　ISBN 978-7-5235-0557-1
定　　价　68.00元

序言

七月的北京，恰逢癸卯年盛夏。北京百年不遇的高温和世纪难逢的台风，阻止了人们外出消夏避暑的计划，笔者只好居家品茗读书。恰逢此时，有幸收到老朋友刘梅林教授的科普新书《健康心概念》的校样，在获取新知的同时，遵嘱为该书作序。承蒙刘教授不弃，给了自己一个更新知识的学习机会。平心而论，已年逾花甲的笔者虽为医学院校科班出身，并在医学期刊领域服务于杏林近40载，但对心血管这一日新月异的领域的前沿进展了解甚少，就医学科普而言也仅略知一二。潜心拜读之后，笔者不仅开阔了视野，收获了最新知识，而且更钦佩刘梅林教授及其团队为心血管疾病科普事业付出的艰辛努力。

热心科普的政协精英

刘梅林教授现任北京大学第一医院院长助理，老年病内科主任，博士研究生导师，第十四届全国政协委员。曾获“全国三八红旗手”“全国巾帼建功标兵”等荣誉称号。她长期从事心血管疾病的临床、教学及科研工作，对冠心病、血脂异常、高血压、高尿酸血症、血栓性疾病的诊疗积累了极为丰富的临床经验，尤其擅长老年心血管病的诊疗工作。其科研的主攻方向为动脉粥样硬化性疾病的临床及发病机制研究，近年来所获成果颇丰。刘梅林教授主持完成国家科技支撑计划课题“特殊人群治疗风险及策略的临床转化医学技术研究”、科技部国际科技合作与交流专项“评估阿司匹林疗效的基因诊断系统与研发”，先后获得多项国家专利授权。参与多项行业共识和指南的制定，作为主要执笔人完成了《女性冠状动脉性心脏病诊治的中国专家共识》《老年人血脂异常管理中国专家共识》《女性慢性心力衰竭管理的中国专家共识》《口服抗栓药物相关消化道损伤防治专家共识》《老年高血压的诊断与治疗中国专家共识》《中国女性心血管疾病预防专家共识》《绝经后女性血脂异常管理的专家共识解读》等。作为第一或通讯作者在国内外发表专业论文逾200篇，并主编多部心血管领域的教材。除了日常繁忙的临床诊疗工作，她在多个心血管专业学术组织任职，兼任多种杂志的编委。尽管临床和科研任务繁重，但作为一位热心科普的政协精英，社会责任促使她积极投身有益于普罗大众的健康公益活动，刘梅林教授对心血管领域的健康科普情有独钟，曾出版过多部科普佳作。今天，作为我国心血管学界的学术巨擘，为了更广泛地普及心血管专业的最新学术进展，她带领自己的北大团队，汇聚当今国际上最新的临床研究成果，精心打造的《健康心概念》一书得以付梓，更是彰显一位临床大家挥之不去的科普情怀。

医学前沿的最新展示

通过潜心拜读，笔者深刻感受到刘梅林教授领导的这支博学广识的高素质科研团队的独具匠心，他们不仅对临床和科研工作倾心投入，更是对心血管科普工作情有独钟，而且乐此不疲地沉浸其中。在本书中，作者从认识心血管系统及动脉粥样硬化性疾病开始，以通俗易懂的语言向读者介绍了心脏这一生命的动力源和生命的重要通路——血管系统的构造及其功能，通过描述人体衰老相关的心脏变化，提醒人们动脉粥样硬化性疾病是危及人类健康的无声杀手。本着“上医治未病”这一预防重于治疗的理念，本书在内容编排上也独具匠心。在开篇伊始，就将预防疾病的重要内容放在凸显的章节，向读者传递了保持健康生活方式是防患于未然的重要措施这一健康理念，并给出维护人类健康最基本的防治之道。不仅如此，本书还系统地介绍了临床常见的心血管疾病及其相关的危险因素，并扼要介绍了心血管疾病常规的检查方法和治疗的常用药物。

关怀备至的护心之道

依笔者愚见，对学识渊博、医术精湛的专家而言，从事驾轻就熟的医学临床和科研工作与撰写大众喜闻乐见的科普佳作，在本质上差异巨大，即使投入相同的精力，其获益依旧存在云泥之别。这就是为何杏林大家中热衷于医学科普的创作者鲜见，亦为目前我国医学科普创作中有“高原”无“高峰”、缺乏精品佳作的根源所在。非常感谢刘梅林教授及其这支高水平且乐于通过科普创作奉献爱心的团队，以实际行动积极响应中央“以促进大众健康而营造和谐社会环境”的号召，在日常繁忙的治病救人工作之余，牺牲自己宝贵的休闲和度假时光，勠力同心、和衷共济，通过不懈的努力为普罗大众奉献一部医学科普精品。抚今追昔，尽管无数的史料可以证实医学与文学同根同源，弃医从文而成绩斐然的人中骐骥层出不穷，但窃以为对本书的作者而言，出生杏林加之精力有限，依照出版专业的工匠精神来审视，书中白璧微瑕之处一定在所难免，敬请广大读者不吝指教。笔者坚信，以刘教授为首的北大人必定拥有闻过则喜的胸怀，希冀再版之日一并改正。

拜读之余，掩卷遐思，受人之托，匆匆浏览，难以深思熟虑，何况心血管专业并非笔者之擅长，或许由衷的敬佩之情无以切实言表，在学习之余的妄言必有挂一漏万之处，敬请读者大力斧正。但无论如何，值本书付梓之际，对这一有利于呵护大众健康之义举，依然要深表祝贺。

是为序。

2023 年 8 月 15 日于北京

前言

心血管疾病是威胁人类健康的“头号杀手”，是致死、致残的首要原因。我国每 5 例死亡患者中就有 2 例死于心血管疾病。随着我国进入老龄化社会，患有心血管疾病及具有其危险因素的人群迅速增加。近年来，我国心血管疾病的患病率呈持续上升趋势，患病人数约为 3.3 亿。心血管疾病导致巨大医疗支出和社会负担，其防控工作面临严峻挑战。

为了贯彻执行《“健康中国 2030”规划纲要》，坚持“预防为主、防治结合”的策略，北京大学第一医院老年病内科的专业团队通过聚焦国内外最新临床研究成果，梳理心血管疾病防治的现代理念，在信息爆炸的时代萃取精华并结合临床经验编撰本书，力求兼具科学性和可读性，以通俗易懂的方式介绍心血管疾病的发病机制、常用诊疗技术及防治策略等内容，旨在促进公众了解心血管疾病防治的最新概念，提高自我管理健康的能力。

期待本书成为大众心血管健康的科普读物和健康宣教的辅助教材，为促进心血管疾病防治工作奉献我们团队的微薄之力。不足之处敬请广大读者指正。

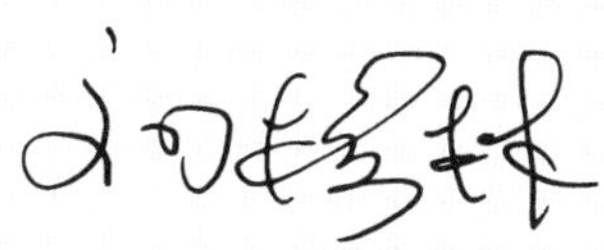

2023 年 9 月 8 日于北京

目录

第一章　认识心血管系统 /1

第一节　心脏——生命的动力源 /2
第二节　血管系统——生命的重要通路 /8
第三节　衰老相关的心脏改变——生命的自然规律 /11

第二章　健康生活方式与心血管疾病防治 /15

第一节　戒烟及限酒 /16
第二节　控制体重 /19
第三节　运动 /21
第四节　膳食与营养 /27

第三章　常见心血管疾病及危险因素 /29

第一节　冠状动脉性心脏病 /30
第二节　心功能不全 /41
第三节　常见心律失常 /53
第四节　心房颤动、心房扑动 /62
第五节　心脏瓣膜病 /73
第六节　周围动脉疾病 /79
第七节　高血压 /87
第八节　血脂异常 /98

第九节　血糖异常 /109
第十节　高尿酸血症 /119
第十一节　肥胖与代谢综合征 /126

第四章　心脑血管疾病相关疾病 /131

第一节　卒中、短暂性脑缺血发作 /132
第二节　深静脉血栓 /140
第三节　肺栓塞 /146
第四节　阻塞性睡眠呼吸暂停低通气综合征 /152
第五节　消化道高出血风险及出血患者管理 /159
第六节　造影剂肾病及相关不良反应 /164
第七节　自身免疫性疾病相关心血管损害 /168
第八节　肿瘤患者的心血管风险管理 /171
第九节　脂肪肝 /176
第十节　新型冠状病毒相关的心血管损害 /180

第五章　老年心血管患者的综合评估 /185

第六章　心血管疾病相关症状的鉴别诊断 /196

第七章　心血管疾病的介入及外科治疗 /205

第一节　冠心病的介入诊疗技术 /206
第二节　心脏电生理检查 /213
第三节　经导管消融术 /216

第四节　起搏器植入术 /219
第五节　心脏复律除颤器 /224
第六节　心脏瓣膜病经皮介入治疗 /225
第七节　冠状动脉搭桥术 /229

第八章　心血管疾病患者的家庭急救 /232

第九章　心血管疾病患者的家庭护理 /239

第十章　心血管疾病患者常用检查方法 /245

第一节　心电图检查 /246
第二节　运动心电图试验 /247
第三节　心肺运动功能试验 /249
第四节　动态心电图检查 /250
第五节　动态血压监测 /252
第六节　踝肱指数 /254
第七节　中心动脉压 /255
第八节　超声心动图检查 /258
第九节　颈动脉超声检查 /262
第十节　外周血管超声检查 /264
第十一节　冠状动脉腔内影像及功能检查 /266
第十二节　直立倾斜试验 /271
第十三节　消化道内镜检查 /274

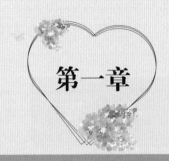

第一章

认识心血管系统

心血管疾病是人类死亡的首要原因，已成为全球性的重大公共安全问题。随着我国经济发展及人民生活水平的提高，尤其是人口老龄化及城镇化进程的加速，我国心血管疾病的总发病率和死亡率呈显著上升趋势。目前，心血管疾病引起的死亡占我国城乡居民总死亡原因的首位，农村占 46.74%，城市占 44.26%。

第一节 心脏——生命的动力源

心脏位于胸腔内，体积大小如同自己的拳头，其和血管组成了人体的循环系统，使人体获得氧和营养物质，排出代谢产物。心脏犹如循环系统的泵，通过心肌的规律收缩和舒张，把血液输送至全身各个器官；心脏瓣膜犹如阀门，保证血液沿一定方向前行；传导系统犹如电线，负责心脏的兴奋和传导；冠状动脉血管则相当于发动机的油管，为心脏提供血液和氧。一旦心脏“休息”或“罢工”，意味着人的生命将终止。

小贴士

通常情况下，心脏以每分钟 60 ～ 80 次的速度跳动，按平均每分钟 75 次计算，一天跳动约 108 000 次；每分钟大约排出 5000 mL 血液，并连续不断输送到全身各处。

心脏的位置

心脏位于人体胸腔的前下方，形似倒置的、前后略扁的圆锥体（图 1-1-1）。钝圆的心尖指向左前下方，心底朝向右后上方，约 2/3 位于胸骨中线的左侧，1/3 位于中线的右侧。心脏的前面大部分被肺和胸膜所遮掩，向上与上腔静脉、升主动脉和肺动脉干相连，两侧是神经、血管、胸膜腔和肺，后方是食管、迷走神经、胸主动脉等。

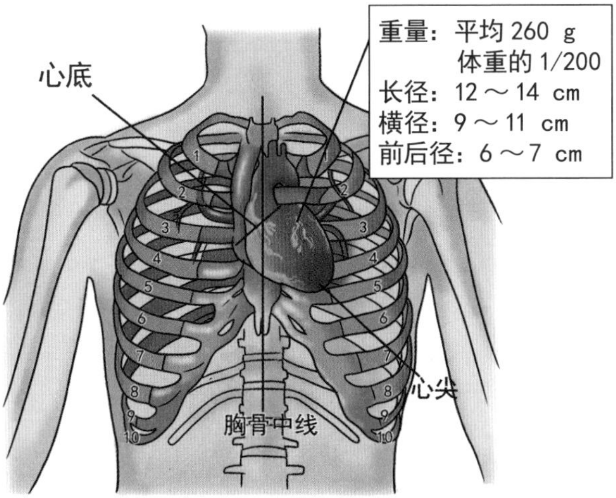

图 1-1-1　心脏的位置

心脏的构造

心脏被间隔分为互不相通的左、右两半，每半又各分为心房和心室，共 4 个腔室，外面裹以心包膜。右心系统流动的是静脉血，左心系统流动的是动脉血。血液由心房流向心室，心房和心室交替收缩与舒张，驱动血液在心血管系统中流动。心腔以瓣膜相隔，随着心脏的收缩和舒张而开放和关闭，可顺流开启，逆流关闭，保证血液定向流动。

全身静脉的血流通过上、下腔静脉进入右心房。右心房和右心室以三尖瓣相隔，右心室舒张，三尖瓣开放，右心房的血液进入右心室。右心室和肺动脉之间为肺动脉瓣，右心室收缩，肺动脉瓣开放，右心室将血液泵入肺动脉，进入肺循环进行氧气交换，血液变成富含氧气的动脉血。动脉血通过肺静脉，进入左心房。左心房与左心室之间为二尖瓣，左心室舒张，二尖瓣开放，动脉血进入左心室。左心室和主动脉之间为主动脉瓣，左心室收缩，主动脉瓣开放，左心室将血液泵入主动脉，流向全身各器官。心脏结构与血流示意见图 1-1-2。

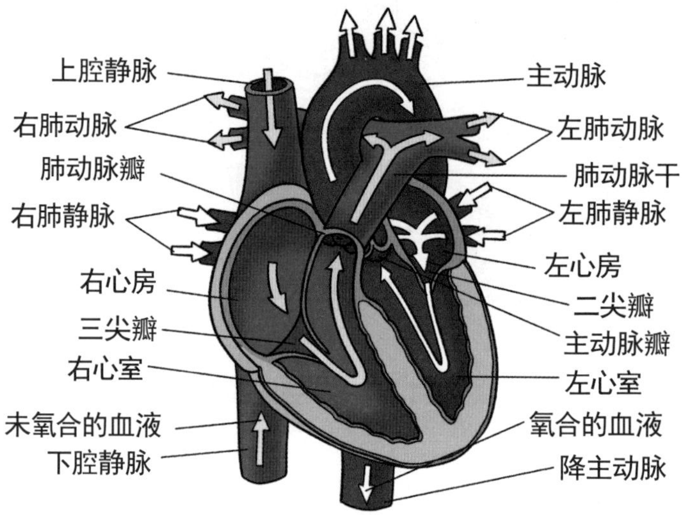

图 1-1-2　心脏结构与血流示意

心脏的主体——心肌细胞

心肌细胞是心脏的主体，心房的心肌较薄，左心室的心肌较厚。心肌细胞本身的再生修复能力差，故心肌梗死时，坏死心肌细胞由瘢痕组织所代替。心肌细胞具有兴奋性、自律性、收缩性及传导性 4 个特性，可分为两大类：一类是组成传导系统的细胞，有兴奋性、自律性和传导性，称为自律细胞；另一类是普通的心肌细胞，包括心房肌细胞和心室肌细胞，有收缩性、兴奋性和传导性，称为工作细胞。

兴奋性

心肌细胞受到刺激后产生收缩反应的能力称为兴奋性。正常情况下，兴奋由心房经房室交界的传导束传向心室，心房先于心室收缩，从而保证心房和心室泵血的顺序性和有效性。

自律性

心肌细胞按一定节律自动发生兴奋的能力称为自律性。

收缩性

心肌细胞能够在肌膜电位触发下产生收缩反应称为收缩性。心肌细胞电阻极低，一旦产生兴奋，所有心肌细胞发生同步收缩；心肌有效不应期特别长，在此期间，任何强大刺激均不能引起心肌的兴奋和收缩，故不会发生强直收缩。

传导性

心肌细胞具有传导兴奋的能力称为传导性。兴奋在房室交界区传导速度最慢，使心房和心室不会同时兴奋和收缩，有利于心室的充盈与射血；兴奋在心室内传导速度最快，便于心室发生同步收缩，从而保证一定的每搏输出量。

心脏的传导系统

心脏的兴奋由特殊的传导系统传导，包括窦房结、结间束、房室交界区、房室束、左右束支及浦肯野纤维网（图 1-1-3）。窦房结的自律性最高，控制正常的心脏活动，其他部位的自律组织在正常情况下只发挥兴奋传导的作用。在病理状态下，窦房结的自律性降低时，其他部位有自律性的组织就可能成为异位起搏点。以窦房结为起搏点的心脏节律性活动，称为窦性心律，即正常心律，以窦房结以外的部位为起搏点的心脏活动称为异位心律。

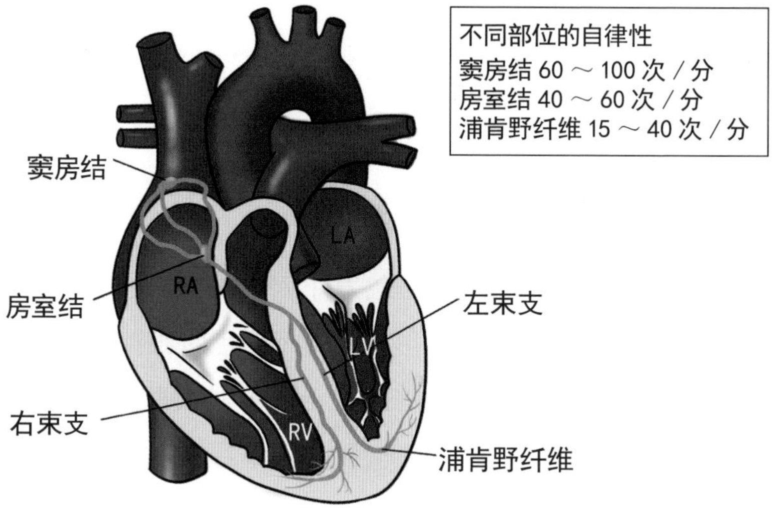

图 1–1–3　心脏传导系统

心脏的血液循环

心脏是一个血液“泵”，工作量巨大，消耗的能量也很多，依赖于冠状循环进行新陈代谢。虽然心脏仅占体重的 1/200，而总的冠状动脉血流量占心输出量的 4% ～ 5%。冠状循环（图 1-1-4）由冠状动脉、毛细血管和冠状静脉构成。冠状动脉主要分为左、右冠状动脉。左冠状动脉的起始部位称为左主干（长度 5 ～ 10 mm），分出前降支与回旋支，前降支主要供血区域为左心室的前壁及心尖部，回旋支主要供血区域为左心室的侧壁及后下壁。右冠状动脉主要供应右心及左心室后壁或下壁心肌。当冠状动脉管腔狭窄或堵塞导致心肌细胞缺血、缺氧、坏死时，引起心绞痛或心肌梗死。

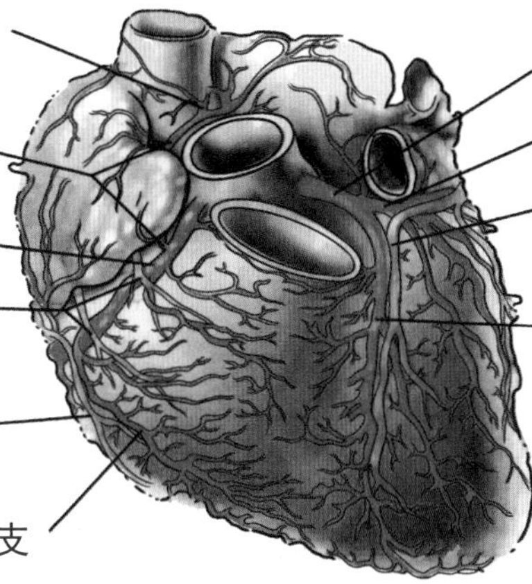

图 1-1-4　冠状血液循环

心脏的神经体液调节

心肌受交感神经与迷走神经的支配，交感神经兴奋可使心率增快、传导加快、心肌收缩力增强；迷走神经兴奋可使心率减慢、传导减慢、心肌收缩力减弱。体液调节主要包括利钠肽家族、肾素－血管紧张素－醛固酮系统、肾上腺髓质分泌的肾上腺素与去甲肾上腺素、下丘脑合成的血管升压素、血管内皮生成的血管活性物质及激肽系统等，在血液和组织液中对心血管系统产生影响。每个人在不同生理状况下产生的激素水平不同，通过神经体液调节而使心脏达到不同状态来满足人体的生理需要，激动、兴奋、应激、运动时心跳加快，安静、睡眠时心跳较缓慢。

小贴士

利钠肽家族中的A型利钠肽（ANP，又称心钠肽）和B型利钠肽（BNP，又称脑钠肽）属于心脏循环激素，其中ANP主要由心房肌细胞分泌，BNP主要由心室肌细胞分泌，具有舒张血管、利尿、利钠、拮抗神经内分泌激素的多种作用。心力衰竭时，心脏负荷增加，心房、心室壁张力增加，ANP和BNP分泌明显增加，因ANP在体外易降解，目前临床主要通过检测BNP或N末端B型利钠肽前体（NT-proBNP）来对心力衰竭进行诊断和危险评估。

（杜佳丽）

第二节 血管系统——生命的重要通路

如果说心脏是生命的动力源，那么血管系统就是生命的重要通路，担负着运输血液和营养物质的重任。

血管系统的组成与功能

血管系统分为动脉、毛细血管和静脉。

动脉

动脉是输送血液离开心脏的血管，由心室发出后不断分支，形成大、中、小动脉。动脉管壁较厚，管腔断面呈圆形，具有弹性和收缩性。动脉壁由内膜、中膜和外膜构成。内膜菲薄，由单层内皮细胞构成光滑的腔面。中膜较厚，含平滑肌、弹性纤维、胶原纤维，大动脉中膜以弹性纤维为主；动脉内血液压力较高，流速较快，当心脏收缩射血时，大动脉管壁扩张，当心室舒张时，管壁弹性回缩，继续推动血液；中、小动脉的中膜平滑肌较发达，在神经支配下收缩和舒张，从而维持和调节血压及影响局部的血流量。外膜为结缔组织，防止血管过度扩张。动脉逐级分支，越来越细，最后移行为毛细血管。

毛细血管

毛细血管是连接动、静脉末梢的管道，管径仅有几微米。管壁主要由单层内皮细胞和基膜构成，毛细血管彼此吻合成网，遍布全身，其数量多、通透性高，是血液和组织细胞进行物质交换的场所。

静脉

静脉是引导外周血液回到心脏的血管，小静脉起于毛细血管网，行程中逐渐汇成中静脉、大静脉，最后注入心房。静脉内血液压力较小，流速偏慢，故管壁薄、管腔断面呈扁椭圆形，平滑肌和弹力纤维均较少，弹性和收缩性均较弱。静脉管壁也分为内膜、中膜、外膜，其内膜反折形成半月形的静脉瓣，以保障血液向心脏回流。

血液循环

在神经体液调节下，血液沿心血管系统循环不息。血液循环分为体循环与肺循环（图 1-2-1）。

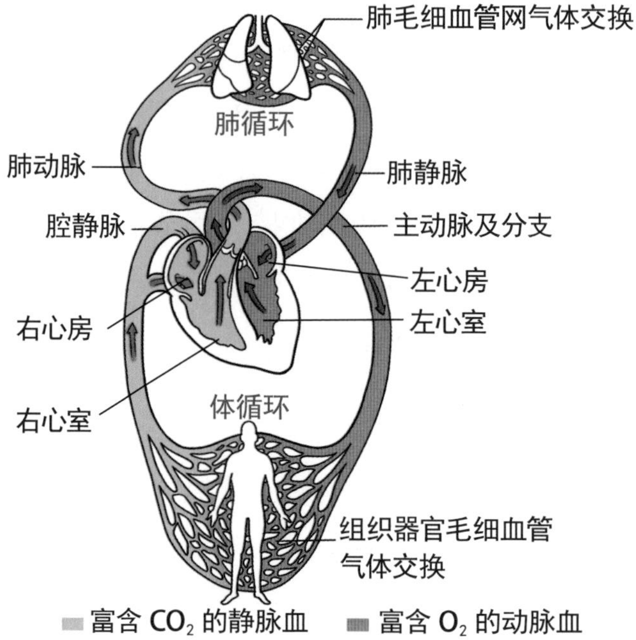

图 1-2-1　血液循环系统

体循环

当心脏收缩时，含有氧及营养物质的动脉血由左心室射出，经主动脉及各分支到达全身毛细血管，血液在此将氧和营养物质传递给组织细胞，而组织细胞中的二氧化碳及其他代谢产物被转入血液，最后通过各级静脉、心冠状窦流回右心房、右心室，此循环途径称为“体循环”。体循环的疾病包括卒中、深静脉血栓等。

肺循环

当心室收缩时，含有二氧化碳的血液由右心室排出，经肺动脉及多级毛细血管网到达肺泡毛细血管进行气体交换，通过呼吸运动排出二氧化碳、吸入氧气，富含氧的新鲜血液汇入肺静脉，最后注入左心房、左心室，此循环途径被称为“肺循环”。肺栓塞、肺血管病变均可影响肺循环，进而影响心脏功能。

另外，淋巴系统是血液循环回流的一个重要辅助系统。全身淋巴管最后汇合成左侧胸导管和右侧淋巴导管，最终汇入锁骨下静脉进入血液循环，发挥运输脂肪、回收蛋白、调节体液平衡等作用。

（梁文奕）

第三节 衰老相关的心脏改变——生命的自然规律

衰老是生命自然演变的规律，但老年人增龄性的心血管系统改变常与其他相关危险因素叠加，促进心脏、血管发生结构改变及功能下降，导致靶器官损害及相关死亡率的显著增加。与年轻人相比，老年人心血管系统的病理生理改变具有一定的特殊性，因此，正确认识衰老相关的心脏改变，将有助于老年心血管疾病的管理。

心脏衰老的结构变化

随着年龄增长，血管僵硬度增加，主动脉扩张，心脏前负荷增加，左室收缩末压升高、左室射血负荷增加，心肌耗氧量增加，后负荷亦增加，导致心肌细胞肥大，伴间质增生，左室质量增加，心脏结构发生改变，出现左心室产生轻至中度的肥厚伴左心室容积减少。另外，随着年龄增加，心肌细胞数量减少（坏死或凋亡），心肌间质纤维逐步堆积，引起心肌胶原蛋白原位交联反应，使左心室顺应性下降，僵硬度增加。心脏衰老时心房结构的重塑表现为心肌细胞肥大和内径增加。左心室向心性肥大和左心房扩张，两者相互影响，是老年射血分数保留的心力衰竭和心房颤动形成的重要病理机制。

心脏衰老的电生理变化

心脏传导系统是由特殊的心肌细胞和间质构成，窦房结细胞是维持心脏规律跳动的源头，起搏细胞的老化是引发心脏电生理功能减退的重要原因。随着年龄增加，窦房结细胞数量减少，间质胶原纤维和脂肪组织逐渐增多，影响窦房结生理功能。老年患者窦房结功能紊乱常引发心悸、头晕和晕厥等症状。电传导系统的老化导致老年人易出现严重传导阻滞和心动过缓，导致心脏起搏器治疗的需求增加。

血管衰老的变化

随着年龄增长，动脉管壁胶原纤维增生，弹性纤维减少、断裂或变性，血管平滑肌细胞肥大，其产生的细胞外基质增多，同时伴有脂质和钙盐的沉着，致管壁增厚、钙化和管腔扩大，使动脉僵硬度增加、顺应性减退，造成血管内压力变化调节功能下降，出现血压波动大（收缩压增高、舒张压下降、脉压增大）、昼夜节律异常等，增加不良心血管事件及靶器官损害风险。

心脏衰老相关疾病

心功能不全

老年人的心肌、瓣膜及传导组织纤维化、钙化等退行性改变，使得心功能的适应性下降，表现在安静或通常情况下心功能的下降并不明显，但心血管系统负荷增加时，如劳累、体力负荷增加或精神刺激等，即可表现出心功能明显减退，标志着心力储备功能减退。左心室射血分数保留的心脏舒张功能不全与增龄显著相关，心功能不全的症状，如活动时气短、下肢水肿、乏力、消化不良等也逐渐加重（详见第三章第二节）。

心律失常

老年人心室充盈的迟滞导致心房血液潴留，引发心房扩大，诱发心房颤动。此外，由于心脏传导系统的老化，老年人易发生病态窦房结综合征、房室传导阻滞及室内传导阻滞等心律失常，其中，老年人电生理功能异常以心房颤动最多见（详见第三章第四节）。

心脏衰老的应对措施

尽管衰老无法阻止，但可根据衰老的特点，采取应对措施，如适度运动使心脏保持“年轻”，延缓心功能减退。研究表明低能量状态可提升细胞抗压能力，减少氧化损伤和炎症反应，在避免营养不良的前提下，减少食物总热量的摄入有助于促进健康、延长寿命。其他针对心脏衰老的干预方法，如药物、基因和干细胞等治疗尚在研究中。心脏衰老源于心肌的损伤修复失衡，应关注对心脏损伤危险因素的控制（吸烟、高盐饮食、肥胖、焦虑等）和基础心血管疾病的治疗及其他合并疾病的综合管理。

（刘雯雯）

参考文献

1. STEENMAN M，LANDE G. Cardiac aging and heart disease in humans. Biophys Rev，2017，9（2）：131-137.
2. SUTTON N R，MALHOTRA R，ST HILAIRE C，et al. Molecular mechanisms of vascular health：insights from vascular aging and calcification. Arterioscler Thromb Vasc Biol，2023，43（1）：15-29.

第二章

健康生活方式与心血管疾病防治

健康的生活方式是防治心血管疾病的基本措施，而不健康的生活方式将会导致或促进心血管疾病及心血管事件的发生。

第一节　戒烟及限酒

吸烟、二手烟对心血管系统的危害和戒烟的获益

吸烟对心血管疾病有什么影响?

吸烟促进动脉粥样硬化斑块的形成，使冠心病的风险增加2倍、冠心病的死亡风险增加2～3倍。吸烟者多见全身多处血管病变，冠状动脉狭窄常为多发性病变。冠状动脉支架植入术后患者继续吸烟，还可促进冠状动脉再狭窄的发生，使死亡风险增加76%。短时间内大量吸烟可引起急性心肌梗死，甚至猝死。吸烟可引起脑血管病，患者可发生脑缺血、卒中（脑梗死、脑出血）及蛛网膜下腔出血等。吸烟使卒中的相对危险增加50%，其中缺血性卒中的相对危险增加90%，蛛网膜下腔出血的危险增加190%。

被动吸烟者心血管疾病的发病风险也显著升高，患冠心病的风险和少量吸烟者（每天吸1～9支香烟）相似，急性心肌梗死的发病风险增加25%。

戒烟的益处

戒烟是防治心血管疾病最经济、最有效的干预措施。戒烟可

使冠心病的远期死亡风险降低 36%，其疗效甚至优于治疗冠心病的药物。戒烟、避免吸入二手烟是防治心血管疾病的重要措施。

饮酒与心血管疾病

饮酒对心血管系统是双刃剑，适量饮酒有利于心血管健康。过量饮酒、酗酒对全身和心血管健康有害无益。长期过量饮酒可引起高血压、高脂血症、心肌病等，甚至导致死亡。

何为适量饮酒?

《中国居民膳食指南（2022）》提出“避免过量饮酒”。成年人一天饮用酒精量不超过 15 克，儿童青少年、妊娠和哺乳期女性不应饮酒。

如何计算酒精量?

酒精量（g）= 饮酒量（mL）× 酒精含量（%）×0.8（g/mL）

25 ～ 40 毫升啤酒、8 ～ 10 毫升黄酒、5 ～ 12 毫升葡萄酒、3 ～ 7 毫升低度白酒、2 ～ 3 毫升高度白酒约含 1 克酒精。

饮酒对心血管疾病有什么影响?

★ 饮酒对血脂的影响

研究证实每日饮酒 15 ～ 30 克，可使甘油三酯降低 7% ～ 10%，高密度脂蛋白胆固醇升高 5% ～ 10%，在一定程度上可以解释适量饮酒降低冠心病的风险，但过量饮酒使甘油三酯升高，并呈剂量依赖性。

★ 饮酒对血压的影响

少量饮酒对血压影响不大，部分患者甚至呈血压降低趋势。

大量饮酒可导致血压升高，当平均每日摄入酒精量超过 30 克时，血压随饮酒量增加而显著升高。饮酒还可增加患者对降压药的耐药性，干扰某些降压药的疗效。

★ 过量饮酒可导致心肌病

长期大量饮酒（纯酒精量约为125毫升/日），持续10年以上，可导致酒精性心肌病。表现为心脏扩大、心力衰竭，常伴有心动过速、室性期前收缩、心房颤动、房室传导阻滞等各种心律失常。酒精对心肌细胞有直接毒性作用，还可通过其代谢产物损伤心肌，引起心肌肥厚及心律失常。

★ 饮酒会导致冠心病吗?

适量酒精的摄入与冠心病的发病率呈负相关，而大量饮酒可增加冠心病的风险。研究显示，每日饮酒不超过 20 克者，冠心病的患病风险下降 20%。适量饮酒能减少心肌梗死的发病率和死亡率。相比从不饮酒或酗酒者，每日饮酒 5 ～ 15 克者发生急性心肌梗死的风险降低。

小贴士

为了健康，请限制饮酒

长期过量饮酒可引起或加重高血压、血脂异常、心肌病、糖尿病、冠心病、脑卒中等多种心脑血管疾病。对健康造成伤害主要是酒精的作用，与饮酒种类无关。虽然研究表明少量饮酒对成年人心血管有保护作用，但酒精具有成瘾性，一旦长期大量饮用会导致一系列不良的健康状况和社会问题。因此，不提倡通过饮酒来预防心血管疾病，长期过量饮酒者应当限酒。

（刘美）

第二节 控制体重

2021 年数据显示，我国成年人超重率为 34.3%，肥胖率为 16.4%。肥胖与高血压、血脂异常、糖尿病、冠心病等多种慢性疾病的发病相关。防治超重和肥胖的目的不仅在于控制体重本身，更重要的是减少慢性病发病率和病死率。

何为肥胖?

以体重指数为标准

体重指数（body mass index，BMI）分类见表 2-2-1。

表 2–2–1　体重指数分类

分类	BMI（kg/m^2）（中国）
正常	18.5 ～ 23.9
超重	24 ～ 27.9
肥胖	≥ 28

注：体重指数=体重（kg）/身高^2（m^2）。

体重指数与肥胖相关疾病的危险相关性较高，但对肌肉很发达的运动员或有水肿的患者，可能会高估肥胖程度。老年人的肌肉组织较少，体重指数可能低估肥胖程度。

以腰围为标准

腰围是指腰部周径的长度，是衡量脂肪在腹部蓄积程度最简单、实用的指标。中国男性腰围≥ 90 cm、女性腰围≥ 85 cm 诊断为中心性肥胖。

如何减轻体重?

生活方式干预

★饮食治疗

肥胖者饮食要限制总热量的摄入。饮食疗法需个体化，饮食中3种主要营养物质（碳水化合物、脂肪、蛋白质）的比例应适当。

★运动疗法

对老年人推荐有氧运动结合抗阻运动。心脑血管病患者应在医生的指导下选择运动方式、制定运动方案。

药物治疗

生活方式干预效果不佳的肥胖患者，可考虑使用减重药物。任何药物都有不同程度的不良反应，不应盲目使用，应在医生的指导下谨慎选择减肥药物并制定科学的运动和节食方案。

★作用于中枢的减肥药

作用于下丘脑的摄食中枢，通过减少食物摄入、增加产热来降低体重。由于此类减肥药可引起抑郁或增加心血管事件等不良反应，陆续退出了市场，如西布曲明、芬氟拉明等。

★作用于肠道的减肥药

奥利司他（赛尼可）可抑制脂肪酶的活性，减少食物中大约30%脂类物质（主要是甘油三酯）的消化和吸收，有利于消耗身体中多余的脂肪，从而达到减重目的。该药可引起大便量和油脂排出量增加，最常见的不良反应为排便急及排便次数增加。

★其他药物

对于糖耐量异常或患糖尿病的肥胖患者，二甲双胍有助于减重，应同时配合其他减体重措施。

胰高血糖素样肽-1（GLP-1）受体激动剂通过中枢性抑制食欲、增加饱感从而减轻体重。无论肥胖和超重患者是否合并糖尿病，GLP-1 受体激动剂均有减重作用。欧美国家已批准利拉鲁肽、司美格鲁肽用于控制体重。目前，国家药品监督管理局只批准在糖尿病和心血管病高风险人群中使用此类药物。

钠－葡萄糖协同转运蛋白 2（sodium-dependent glucose transporters 2，SGLT-2）抑制剂是一类新型降糖药物，抑制肾脏对葡萄糖和水的重吸收，从而降低血糖和体重，包括恩格列净、达格列净、卡格列净等。在超重或肥胖的 2 型糖尿病患者中使用该药有协助降低体重的作用。

代谢和减重手术

欧美指南推荐经过严格生活方式干预和药物治疗仍然不能减低体重的重度肥胖（如 BMI ≥ 30 ～ 35 kg/m^2）合并新发 2 型糖尿病患者，进行减重手术评估后可考虑施行手术减肥，如胃束带术、胃减容术和胃旁路术等，可使体重减少 15% ～ 50%，能维持长期的体重减低。

（刘美）

第三节 运动

生命在于运动，缺乏运动可以导致或加重慢性疾病，如心血管疾病、糖尿病、高血压病、肥胖、癌症、抑郁症及骨质疏松等。

规律运动促进身体健康，主要包括有氧运动、肌力训练、柔韧性运动、关节活动及良好姿势保持等。

运动前应进行什么评估?

运动需要在确保安全的前提下进行，避免发生因不恰当的运动方式或强度造成的心血管事件、代谢紊乱及骨关节韧带损伤。运动前应进行个体化的运动评估。

医学评估：了解患者的病史、相关并发症及治疗史（如冠心病、糖尿病、高血压、肌肉骨骼及关节疾病史、吸烟和饮酒史等），进行体格检查。以下人群不适合进行运动：严重心脑血管疾病者（不稳定型心绞痛、严重心律失常、一过性脑缺血发作）、合并急性感染者、血糖控制不佳者（糖尿病酮症酸中毒、空腹血糖＞16.7 mmol/L）、血压控制不佳者（BP ≥ 180/120 mmHg）。

运动基础状况评估：参与运动的态度，机体对运动的反应，既往运动水平及耐受能力。

日常运动状态评估：起居时间，有无规律运动习惯，喜好的运动方式，运动持续时间及频率。

运动可行性评估：个人、家庭、时间、经济等诸多方面所具备的条件及存在的障碍。

如何进行有氧运动?

有氧运动是指以有氧供能为主的运动，通常是大肌肉群参与、持续时间较长的耐力性运动，如步行、慢跑、游泳、骑车等。应根据不同的年龄、身体状况及患病情况，选择不同的运动强度、运动时间、运动频率和运动形式，即个体化的有氧运动处方。对于一般人群，世界卫生组织推荐最低运动量：最好每天进行中等强度有氧运动 30 分钟。

运动强度可以用代谢当量（metabolic equivalent，MET）、最大吸氧量、心率和自觉疲劳程度或用力程度表示。运动强度判断见表 2-3-1。

表 2-3-1　运动强度判断

强度分级	相当于最大心率百分比（%）	相当于最大吸氧量百分比（%）	自觉疲劳程度	代谢当量
低	＜ 57	＜ 37	很轻松	＜ 2
较低	57 ～ 63	37 ～ 45	轻松	2 ～ 2.9
中	64 ～ 76	46 ～ 63	有点费力	3 ～ 5.9
高	77 ～ 95	64 ～ 90	费力	6 ～ 8.7
极高	≥ 96	≥ 91	很费力	≥ 8.8

注：最大心率 =220 – 年龄（岁）。MET：代谢当量，1 MET=3.5 mL/（kg · min）= 1 kcal/（kg · h）。

Borg 自觉疲劳程度量表衡量自感费力程度，即自己对运动时身体感受到的困难程度打分（6 ～ 20 分），分为 7 个等级，其中 6 分指“不费力”，20 分指“极度费力”。Borg 评分在 11 ～ 14 分是适宜的运动强度。

小贴士

Borg 自觉疲劳程度量表

分数	自觉疲劳程度
6	无
7 ～ 8	极轻
9 ～ 10	很轻
11 ～ 12	轻
13 ～ 14	有点重
15 ～ 16	重
17 ～ 18	很重
19 ～ 20	极重

小贴士

如果一般状况良好，建议进行每周至少 5 天、每天最少 30 分钟中等强度的有氧运动。

体质较差者或老年人，建议开始时先采用间断式运动方式，例如，每 10 分钟稍加休息，或快慢行走交替进行，再逐渐延长时间，过渡到连续式耐力运动。

冠心病或慢性阻塞性肺疾病患者，需先经医生对运动耐受程度及风险进行评估，然后由医生制定个体化的运动处方，循序渐进地运动。

肥胖、高脂血症患者，建议采用每周 5 ～ 7 天、持续时间较长（60 ～ 90 分钟）的有氧运动方式。

糖尿病患者应在饭后半小时至 1 小时运动，运动时备好含糖的快餐食品，如饼干、饮料等，预防低血糖。

如何进行肌肉力量训练？

推荐每周至少 2 天，每次针对不同大肌肉群选择 8 ～ 10 种肌肉力量训练运动，力量负荷以每种肌肉收缩运动可连续完成 10 ～ 15 次为宜。肌肉力量训练可以和有氧运动同时进行，不同运动形式交替搭配。

如何进行柔韧性运动？

软组织的柔韧性和关节活动度通常随着年龄的增加而减退，在有氧运动和肌肉力量训练的同时最好再增加一些软组织的牵伸运动，以维持或提高柔韧性。推荐每周至少 2 天，进行大肌肉群或肌腱的牵伸练习至少 10 分钟 / 天，每组肌肉群保持牵伸体位持续 10 ～ 20 秒，并重复 3 ～ 4 次，例如，采取弓箭步姿势，双手扶墙，前腿弯曲，后腿作为被牵伸腿伸直，且确保在足尖朝前、足跟着地、小腿感觉紧绷的位置保持 15 秒左右。牵伸运动还有助于肌肉放松，减轻肌肉疲劳，可以在过度使用肌肉后，及时牵伸，避免引起肌肉酸痛。

如何进行关节活动?

经常活动关节有助于维持身体的灵活性，应注意以下几点。

1. 活动时动作缓慢，范围达到最大，有控制地进行关节各方向全范围活动，避免小范围快速甩动。

2. 在长时间维持一个姿势后，主要选择与该姿势相反的方向活动关节，如长时间坐位或弯腰，就应进行腰后伸的活动。

3. 长途旅行（如坐飞机、火车）或长期卧床、身体部分制动，这种情况易引发静脉血栓形成，如果血栓脱落导致肺栓塞，可以发生死亡。因此，需要间断活动关节，尤其是肢体远端关节（如踝关节），以及未制动的关节。

4. 对于年长者，运动时应保护关节，如尽量少做爬山、蹲起、上下楼等运动，必要时使用行走杖，穿戴护具，防止运动损伤。

如何保持良好的姿势?

良好的姿势，是指对关节、肌肉、韧带损伤风险最小的姿势。例如，站立时，双耳与肩、髋在一个平面，髋在踝的前面；坐位时，双耳与肩在一个平面，目视前方或前下方（注意电脑或电视摆放的位置），双肩自然下垂，若操纵键盘，最好屈肘 90 度且腕部支撑，屈髋、屈膝 90 度，双足分开且与髋同宽，平放落地（图

2-3-1）；卧位时，枕头高低以鼻梁保持中线位为准，床的软硬度以维持脊柱生理弯曲并使身体各部分均有支撑为宜。同一个姿势维持时间不宜超过半小时，应间断进行关节活动和软组织牵伸。

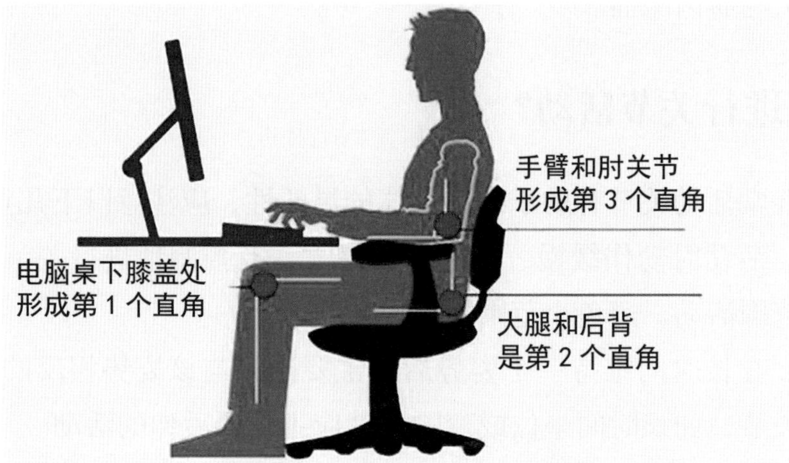
手臂和肘关节
形成第 3 个直角
电脑桌下膝盖处
形成第 1 个直角
大腿和后背
是第 2 个直角

图 2-3-1　正确坐姿推荐

运动时应注意哪些事项？

当运动中出现下述情况时应停止运动：①胸部、咽喉部、肩背部疼痛或压缩感；②心悸、脉律不整或脉率突然减慢；③面色苍白、口唇发绀、气短、大汗、头昏、眩晕等。

出现下述情况则说明强度过大，需降低运动强度：①运动后恶心、呕吐；②疲劳恢复缓慢、失眠；③心率过快、恢复慢；④呼吸快，持续 10 分钟以上；⑤肌肉、关节酸痛持续至次日。

运动贵在坚持，要将运动变成日常生活中的习惯性行为，最终才能达到强体健身、延缓衰老的目标。

（刘美）

第四节 膳食与营养

《中国居民膳食指南（2022）》提出了符合我国居民营养健康状况和基本需求的膳食指导建议。

食物多样，合理搭配

推荐平衡膳食，保证食物多样、合理搭配（表 2-4-1）。

表 2-4-1　平衡膳食

<table>
<tr><th>食物类型</th><th>供能占膳食总能量比例</th><td rowspan="4">建议平均每天摄入 12 种以上食物，每周 25 种以上，包括谷薯类、蔬菜水果类、畜禽鱼蛋奶类、大豆坚果类等</td></tr>
<tr><td>碳水化合物</td><td>50% ～ 65%</td></tr>
<tr><td>蛋白质</td><td>10% ～ 15%</td></tr>
<tr><td>脂肪</td><td>20% ～ 30%</td></tr>
</table>

吃动平衡，健康体重

推荐每周应至少进行 5 天中等强度身体活动，累计 150 分钟以上；坚持日常身体活动，每天至少 6000 步；减少久坐时间，每小时起来动一动。维持能量平衡，保持健康体重。

多吃蔬果、奶类、全谷、大豆（表 2-4-2）；适量吃鱼、禽、蛋、瘦肉（表 2-4-3）；少盐少油，控糖限酒（表 2-4-4）；规律进餐，足量饮水：合理安排一日三餐，定时定量、饮食有度，不暴饮暴食（表 2-4-5）；会烹会选，会看标签：了解各类食物营养特点，挑选新鲜、营养素密度高的食物，比较营养标签，选择购买健康食品。做好一日三餐，注意分量适宜和荤素搭配。

表 2-4-2 蔬果、奶类、全谷、大豆的摄入

蔬菜	餐餐有，不少于 300 克 / 天	深色蔬菜应占一半
水果	天天吃，200 ～ 350 克 / 天	果汁不能代替鲜果
奶制品	相当于 300 毫升 / 天以上液态奶	各种各样的奶制品
全谷物、豆制品	经常吃	适量吃坚果

表 2-4-3 鱼、禽、蛋、瘦肉的摄入

鱼类	2 次 / 周或 300 ～ 500 克 / 周	摄入动物性食物总量 120 ～ 200 克 / 天。优选鱼和禽类，适量吃蛋类、瘦肉，少吃烟熏和腌制肉类
畜禽肉	300 ～ 500 克 / 周	
蛋类	300 ～ 350 克 / 周	

表 2-4-4 少盐少油，控糖限酒

食盐	不超过 5 克 / 天	
烹调油	25 ～ 30 克 / 天	避免过多动物性油脂和饱和脂肪酸
糖	不超过 50 克 / 天，最好少于 25 克 / 天	
酒	成年人酒精摄入量不应超过 15 克 / 天	儿童青少年、妊娠和哺乳期女性不应饮酒

表 2-4-5 规律进餐，足量饮水

三餐	提供能量占全天总能量	
早餐	25% ～ 30%	多饮水，每天饮水 2000 mL 以上。推荐喝白水或茶水，不喝或少喝含糖饮料
午餐	30% ～ 40%	
晚餐	30% ～ 35%	

（刘美）

参考文献

1. 中国营养学会 . 中国居民膳食指南（2022）. 北京：人民卫生出版社，2022.
2. VISSEREN F L J，MACH F，SMULDERS Y M，et al，2021 ESC Guidelines on cardiovascular disease prevention in clinical practice. Eur Heart J，2021，42（34）：3227-3337.

第三章

常见心血管疾病及危险因素

第一节 冠状动脉性心脏病

冠状动脉性心脏病简称为冠心病，是威胁人类健康、导致死亡的主要疾病，为老年人的常见病，全面认识并科学防治冠心病具有重要意义。

冠心病的发生及易患人群

冠心病如何发生?

冠状动脉性心脏病（冠心病）是冠状动脉斑块破裂、糜烂、侵蚀或夹层等病变引起血栓形成或血管痉挛，导致冠状动脉狭窄、闭塞或心肌氧供需失衡，引起心肌缺血缺氧或坏死，表现为心绞痛或心肌梗死。

冠心病的危险因素

多种危险因素可导致冠心病，分为可控和不可控危险因素。

★可控的危险因素

主要包括血脂异常、糖尿病、高血压、吸烟、肥胖、缺乏运动等。

★不可控的危险因素

包括早发冠心病家族史（一级亲属男性＜55岁、女性＜65岁发生冠心病）、绝经后女性，随着年龄增加冠心病患病率增加。

★通过哪些检查可以确诊冠心病?

无创检查包括心电图、超声心动图、心电图运动试验、负荷超声心动图、心肌核素显像、冠状动脉CT（CTA）等。如果无创检查不能明确诊断，根据病情确定是否行冠状动脉造影检查。

部分患者心绞痛发作时心电图出现 ST 段压低、T 波改变，有助于诊断。行超声心动图检查可了解心脏结构和功能，心肌梗死或严重心肌缺血时可出现节段性室壁运动异常。运动或药物负荷超声、核素检查可以更准确地发现心肌缺血。疑诊冠心病患者可考虑行 CTA 检查以了解冠状动脉病变情况，CTA 对严重钙化病变、冠状动脉支架内病变判断困难。冠状动脉造影目前是诊断冠心病的金标准，造影检查冠状动脉狭窄＞ 50% 并存在心肌缺血，可诊断冠心病。

冠心病的常见症状

典型心绞痛

★诱发因素

心绞痛常由体力活动（如爬楼梯、骑自行车、上坡等）、情绪激动、寒冷、吸烟、饱餐等诱发。

★部位和范围

心绞痛典型的部位在胸骨中下段。疼痛范围如手掌大小，可向左肩、左上肢内侧及左手小指和环指放射，有些可表现为牙疼或者上腹部疼痛。

★性质

心绞痛多为钝痛，往往不是尖锐的“疼痛”，通常为压迫、憋闷、堵塞、紧缩、烧灼、窒息等不适感，程度可轻可重，重度可伴出汗、濒死感。针刺样、点状、触电样、刀割样及局部有压痛的疼痛往往不是心绞痛。

★持续时间及缓解方式

心绞痛发作由轻到重，疼痛高峰可持续数分钟，全过程一般为 3 ～ 5 分钟，严重时可达 10 ～ 15 分钟，消除诱因、休息或舌下含服硝酸甘油后常在 1 ～ 5 分钟缓解。如果含服硝酸甘油无效，疼痛或不适持续时间超过半小时应警惕是否发生了急性心肌梗死。胸部刺痛、跳痛或持续几秒的胸痛往往不是心绞痛。

不典型心绞痛

部分冠心病患者，尤其是老年人常发生不典型心绞痛，如牙痛、头痛或上腹痛，或仅表现为与劳力相关的气短、呼吸困难或乏力，部分老年人甚至表现为神智、认知异常，胸痛有时长达数十分钟或数小时。

心绞痛发作时应该怎么办?

心绞痛急性发作时应立即停止活动，舌下含化硝酸甘油 1 片（0.5 mg），连续含服 2 次后症状不缓解者应及时就医。如果胸痛或不适症状持续不缓解，应警惕发生急性心肌梗死的可能，建议呼叫急救车到医院就诊。发生心肌缺血或梗死时，时间就是生命，应争分夺秒尽快就医。急性心肌梗死半小时后心肌细胞坏死会持续增加，时间越长坏死心肌越多。尽早开通梗死相关血管，可拯救濒死心肌，减少心力衰竭甚至心源性休克的发生。

冠心病的科学防治

与冠心病相关的多种危险因素可以通过生活方式改变和药物干预控制。干预危险因素是防治的关键。

戒烟、避免吸入二手烟

吸烟者要积极戒烟。如果周围有吸烟者，应劝其戒烟，减少吸入二手烟的危害。吸烟是冠心病的独立危险因素，有研究表明，与不吸烟者相比，吸烟者发生心肌梗死风险增加 7 倍，吸烟使冠心病患者的心脏性猝死风险增加 3 倍。戒烟后冠心病死亡风险降低 40%。因此，成功戒烟是防治冠心病的重要环节。

运动

冠心病患者应坚持有氧运动，如快走、慢跑、打太极拳、骑自行车、游泳等。疾病不稳定状态或急性期不宜运动锻炼，稳定期患者应进行心血管风险评估，在康复医师指导下进行心脏康复治疗。冠心病患者应选择自己容易坚持的运动方式，运动的基本原则是运动后自我感觉身心舒畅、不过度疲惫，运动的目标心率为 170 – 年龄，例如，60 岁患者在运动治疗时的目标心率为每分钟 110 次（170 – 60=110），达到适宜心率的累计时间应在 5 分钟以上。坚持每周运动 5 次，每次运动时间最好达半小时以上。服用抑制心率的药物时，不强调运动时心率达标。

饮食

应注意膳食结构合理，控制饮食总热量，减少饱和脂肪酸、反式脂肪酸及胆固醇的摄入。建议每天摄入多种蔬菜和水果，适当吃粗粮以增加膳食纤维摄入。减少进食高热量、高脂肪食品，如软饮料、甜食、糕点、肥肉等。

减重

使体重指数保持在 18.5 ～ 25 kg/m^2，超重和肥胖者在 6 ～ 12

个月内减重 5% ～ 10%；腰围：男性应≤ 90 cm、女性≤ 85 cm。

保持理想血压水平

冠心病患者如能耐受，血压≤ 130/80 mmHg；80 岁以上的老年人、严重脑血管狭窄者可放宽血压控制水平，低于 140/90 mmHg 并减少血压波动。采用低盐饮食，用药期间监测血压，规律服药，不能擅自停药。

保持血脂理想水平

改变生活方式、调整饮食结构对维持血脂理想水平非常重要。对血脂水平没有达标者应给予调脂药物治疗，血脂达标后应定期监测血脂及相关不良反应，使其保持在理想水平。如无禁忌证，应积极使用他汀类药物使血脂达标，将冠心病患者低密度脂蛋白胆固醇（LDL-C）降至 1.8 mmol/L 以下，对于超极高危的冠心病患者 LDL-C 降至 1.4 mmol/L 以下。

冠心病的综合治疗

冠心病患者日常生活中应注意哪些问题?

冠心病患者日常生活中应自我调理，应注意以下情况。

★ 避免生气等剧烈情绪波动

中枢神经的应激反应，可使小动脉血管异常收缩，导致血压上升、心跳加快、心肌收缩力增强，导致心肌缺血缺氧，诱发心绞痛甚至心肌梗死。

★ 避免剧烈运动

运动量过大可引起心肌缺血缺氧，导致急性心血管事件。

★保持饮水量充足

老年人的饮水中枢不敏感，若饮水少，导致血容量不足甚至脱水，诱发或加重心肌缺血。

★减少严寒和炎热天气暴露

寒冷可激活交感神经系统及肾素-血管紧张素系统，使血压升高、心跳加快，甚至发生冠状动脉痉挛，导致心血管事件。天气炎热时，低血容量、血管扩张均可导致人体交感神经兴奋，使心跳加快、心脏负担加重。

★避免饱餐、暴饮、暴食

饱餐、暴饮、暴食加重心脏负担，增加心肌氧耗，诱发心肌缺血。冠心病患者平时吃七八分饱为宜，应避免暴饮暴食。

冠心病的治疗

冠心病的治疗包括药物、介入和外科搭桥手术治疗。药物治疗是冠心病治疗的基石。对于冠状动脉严重狭窄或闭塞的患者，单纯药物治疗通常难以纠正心肌缺血或阻止病变进展导致的心血管事件，需要进行介入或外科搭桥手术治疗。部分患者伴有肝肾功能异常、严重呼吸系统及脑血管病等，难以耐受外科手术，可选择创伤较小的介入治疗。有些高危患者冠状动脉病变复杂，介入治疗风险高，外科搭桥手术是更好的治疗选择。

★药物治疗

药物治疗可改善心肌供血、预防冠状动脉粥样硬化的发生发展、减少心肌耗氧量、预防冠状动脉内血栓形成，总结为 ABCDE 疗法（图 3-1-1）。

抗血小板治疗药物：常用的抗血小板药物包括阿司匹林、氯吡格雷、替格瑞洛。小剂量阿司匹林通过抑制血小板聚集来发挥抗血栓作用，是抗血小板治疗的首选药物。为了减少胃肠道不良反应，推荐服用肠溶或肠溶缓释阿司匹林，使用剂量为 75 ～ 100 mg/d，稳定的冠心病患者如出血风险高、再发血栓风险低，可维持服用 50 mg/d 进行二级预防。冠心病患者对阿司匹林过敏或不能耐受时，可以服用氯吡格雷 75 mg/d。

ACEI（血管紧张素转化酶抑制剂）	Aspirin（阿司匹林）
β-blocker（β 受体阻滞剂）	Blood pressure control（控制血压）
Cholesterol lowering（降低胆固醇）	Cigarette quitting（戒烟）
Diabetes control（控制糖尿病）	Diet（合理饮食）
Exercise（适度运动）	Education（健康教育）

图 3–1–1　冠心病的 ABCDE 疗法

双联抗血小板治疗是指阿司匹林加用另一种抗血小板药物，通常用于急性冠状动脉综合征或冠状动脉支架植入术后患者。推荐急性冠状动脉综合征或植入支架后患者进行双联抗血小板治疗（阿司匹林联用氯吡格雷、替格瑞洛或普拉格雷）12 个月，高出血风险者经临床医师全面评估后可缩短至 3 ～ 6 个月。金属裸支架植入后至少给予双联抗血小板治疗 1 个月。替格瑞洛慎用于慢性阻塞性肺疾病、出血高危、严重肾功能不全患者。普拉格雷慎用于 75 岁以上老年、体重低于 60 kg、有卒中或短暂性脑缺血发作（transient ischemic attack，TIA）病史的患者，以免增加脑出血风险。

抗栓治疗：抗栓治疗是预防血栓形成的重要措施。不稳定型心绞痛和急性心肌梗死患者常皮下注射低分子量肝素治疗，部分患者需要长期口服抗凝药物。冠心病合并心房颤动患者可根据病情在抗血小板治疗的基础上联合华法林或新型口服抗凝药（利伐沙班、艾多沙班、阿哌沙班、达比加群等）。抗血小板联合抗凝治疗增加出血风险，应根据患者个体情况选择治疗方案，在治疗过程中监测出血的风险。

溶栓治疗：对于 ST 段抬高的急性心肌梗死患者，可以选择溶栓治疗以开通闭塞的冠状动脉血管，最好在起病 6 小时以内进行溶栓治疗。常用的溶栓药物有尿激酶和组织型纤溶酶原激活物（t-PA）等。常见消化道出血、脑出血等不良反应。

调脂降糖治疗：他汀类药物延缓甚至逆转动脉斑块进展，如无禁忌证，应积极使用他汀类药物使血脂达标，应将冠心病患者 LDL-C 降至 1.8 mmol/L 以下。对于超极高危的冠心病患者 LDL-C 应降至 1.4 mmol/L 以下。若使用最大耐受量他汀类药物不达标，可联合胆固醇吸收抑制剂依折麦布和（或）联用 PCSK9 抑制剂。早期发现并积极控制糖尿病及糖代谢异常，糖尿病患者应控制血糖在理想水平并避免发生低血糖（详见第三章）。

硝酸酯类药物：硝酸酯类可以直接扩张冠状动脉以改善心肌供血，大剂量硝酸酯类还可以扩张外周血管、降低心脏负荷，能有效缓解心绞痛，改善心肌缺血和心功能。常用的硝酸酯类药物有硝酸甘油、5- 单硝酸异山梨酯等。心绞痛发作时选用硝酸甘油，长期治疗选用缓释硝酸酯类药物。

β 受体阻滞剂：通过减慢心率、降低血压和减弱心肌收缩力来减少心肌耗氧量，从而改善心肌缺血。能够缩小急性心肌梗死患者的心肌梗死面积，改善心肌重构，降低急性期病死率，改善预后。常用的 β 受体阻滞剂有美托洛尔、比索洛尔、卡维地洛、阿替洛尔等，应根据症状、心率及血压情况逐步调整剂量，不能突然停药。

血管紧张素转化酶抑制剂（ACEI）：改善血管内皮功能，延缓动脉粥样硬化进展，减少斑块破裂和血栓形成。通过抑制心肌重构、降低交感神经活性以减少冠心病患者心力衰竭的发生率和死亡率。常见的不良反应为干咳，不能耐受者可使用血管紧张素受体阻滞剂（ARB）替代。

钙拮抗药：可缓解和控制冠状动脉痉挛所致的心肌缺血发作，是变异型心绞痛的首选药物。心功能好的患者可使用地尔硫䓬或维拉帕米，心功能不全患者应选择对心功能影响较小的贝尼地平、非洛地平或氨氯地平。

其他药物：尼可地尔通过控制心肌细胞膜钾通道的开放，发挥扩张冠状动脉的作用，尤其是可以扩张冠状动脉微小血管，缓解冠状动脉痉挛，增加冠状动脉血流量，改善缺血症状。

★经皮冠状动脉介入治疗（percutaneous coronary intervention，PCI）

PCI 是治疗严重冠状动脉病变的有效手段，可缓解心肌缺血及相关症状，在临床中广泛应用（图 3-1-2）。对于 ST 段抬高急性心肌梗死患者，应尽快进行急诊 PCI，开通闭塞冠状动脉，挽救濒死的心肌。对于稳定的冠心病患者可以进行择期 PCI。介入医师根据冠心病患者冠状动脉病变的具体情况选择球囊和支架的大小。冠状动脉支架包括金属裸支架和药物涂层支架，药物涂层支架显著降低支架再狭窄率。药物球囊治疗可用于部分冠状动脉病变的治疗。为防止冠状动脉病变的进展和血栓形成，冠状动脉介入治疗后需要继续坚持药物治疗。

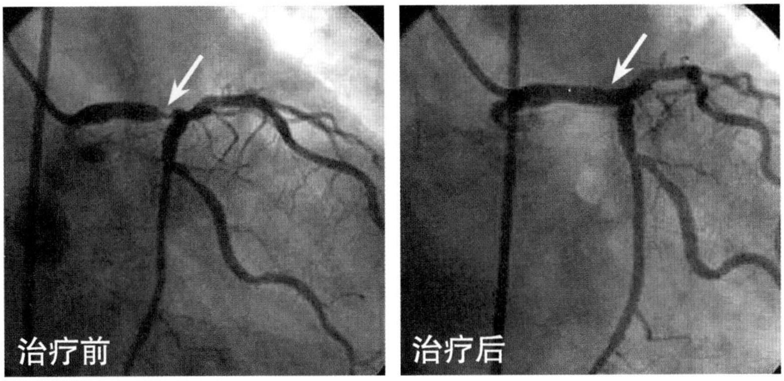

图 3-1-2　冠状动脉支架植入治疗前后对比

PCI 后患者需坚持服用小剂量阿司匹林联合氯吡格雷或替格瑞洛双联抗血小板治疗 1 年，需根据患者综合评估结果决定缩短或延长双联抗血小板治疗时间。对于病情稳定、无禁忌证的冠心病患者应坚持长期服用小剂量阿司匹林治疗。支架术后应注意有无心绞痛症状复发，定期检查血常规、血脂、血糖、肝肾功能、心电图、超声心动图等。术后半年至 1 年行心电图运动负荷试验、冠状动脉 CT 或复查冠状动脉造影，评估有无再狭窄或出现新的血管病变。即使患者病情稳定，也应每年进行综合评估，以预防心血管事件。所有患者不应自行停用抗栓和他汀类药物。

★ 冠状动脉搭桥术

冠状动脉搭桥术又称冠状动脉旁路移植术，能有效恢复冠状动脉血流，缓解心肌缺血症状。冠状动脉搭桥术由于为开胸手术，对设备和技术要求较高，创伤较大，因此术后恢复时间长。我国开展冠状动脉搭桥手术的技术成熟，多数大型医院已广泛开展。

冠状动脉搭桥术主要用于多支严重冠状动脉病变、不适合支架治疗的冠心病患者。应于手术前5～7天停用抗血小板药物，以减少手术中出血。必要时皮下注射低分子量肝素过渡。

取患者乳内动脉、大隐静脉、桡动脉作为移植血管，开胸将移植血管从主动脉根部“架接”至病变血管的远端，血液经“架接”的血管从主动脉直接供应心肌，以改善心肌缺血症状（图3-1-3）。

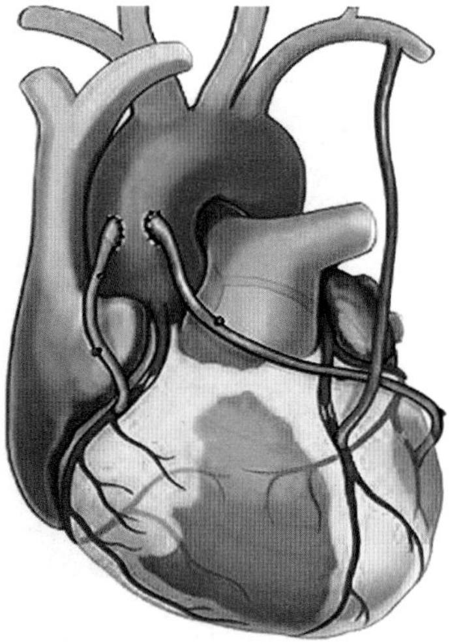

图3–1–3　冠状动脉搭桥术模式

冠心病的诊治建议

冠心病患者不要因为自我感觉好就停药

冠心病患者应保持健康的生活方式，积极控制心血管病危险因素，坚持长期服用抗栓、降脂、降压、降糖等药物治疗，预防心血管事件复发。在血压、血脂、血糖达标后，仍然要坚持长期使用药物治疗，无特殊理由不能停药。

（范琰，刘梅林）

参考文献

1. MACH F，BAIGENT C，CATAPANO A L，et al. 2019 ESC/EAS guidelines for the management of dyslipidaemias：lipid modification to reduce cardiovascular risk. Eur heart J，2020，41（1）：111-188.
2. HANDELSMAN Y，JELLINGER P S，GUERIN C K，et al. Consensus

Statement by the American Association of Clinical Endocrinologists and American college of Endocrinology on the management of dyslipidemia and prevention of cardiovascular disease algorithm -2020 executive summary. Endocr Pract，2020，26（10）：1196-1224.

3. KNUUTI J，WIJNS W，SARASTE A，et al. 2019 ESC Guidelines for the diagnosis and management of chronic coronary syndromes. Eur Heart J，2020，41（3）：407-477.
4. KUMBHANI D J，CANNON C P，BEAVERS C J，et al. 2020 ACC expert consensus decision pathway for anticoagulant and antiplatelet therapy in patients with atrial fibrillation or venous thromboembolism undergoing percutaneous coronay intervention or with atherosclerotic cardiovascular disease：a report of the American College of Cardiology Solution Set Oversight Committee. J Am Coll Cardio，2021，77（5）：629-658.

第二节 心功能不全

什么是心功能不全？

心功能不全（也称心力衰竭，简称心衰），即心脏不能正常有效地工作，是指由各种原因的心肌损伤引起心脏结构和功能异常（图 3-2-1），导致心室收缩或充盈障碍，继而引起症状和体征的复杂临床综合征。临床上以组织血流量减少、肺循环和体循环淤血为主要特点。

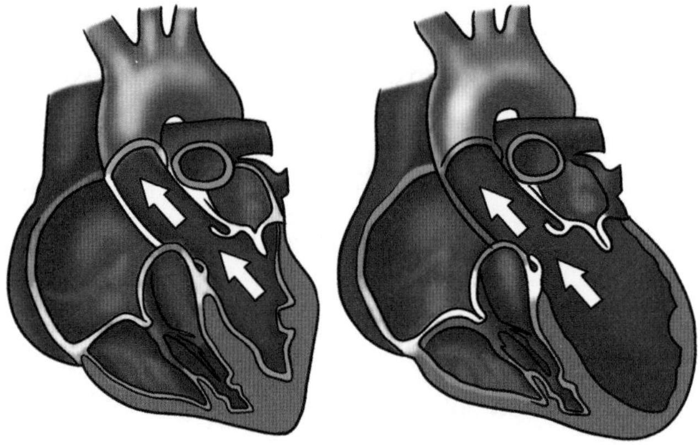

图 3-2-1　正常的心脏和心功能不全时扩大的心脏

心功能不全有什么危害?

流行病学调查显示，我国 35 ～ 74 岁成年人心衰患病率为 0.9%，心衰患者达到 360 万，发病随年龄增加而升高，老年患者占心衰总数的 75%。心衰患者年死亡率为 20% ～ 50%，5 年死亡率达 67%。心衰是各种心血管疾病的终末阶段，具有较高的死亡率，预后很差，是危害健康的常见心血管疾病。

心功能不全影响患者的生活质量：患者不仅要忍受呼吸困难、足踝肿胀、精疲力竭等痛苦，因症状加重反复住院，给患者及家属带来诸多不便和沉重负担。

心功能不全的常见病因及诱因

冠心病、高血压、心脏瓣膜病变、心肌病变等是心功能不全的常见病因。在 20 世纪 80 年代，常见风湿性心脏病引起的心衰；到了2000年，随着冠心病患者大幅增加，缺血性心脏病成为心衰的首位原因，其次为高血压、心肌病等。现代治疗技术使许多心肌梗死患者存活，但大面积心肌梗死可导致慢性心功能不全。此外，甲状腺疾病（甲状腺功能亢进或甲状腺功能减退）、睡眠呼吸暂停综合征也可导致心功能不全。心脏功能会随着年龄增加而下降，老年人心功能不全更多见。

心功能不全稳定期的患者在某些情况下会出现心功能不全的急性发作，常见诱因包括感染、过度的体力劳动、情绪激动、心肌缺血或梗死、心律失常、盐摄入过多、输注或摄入液体过多等，其中以呼吸系统感染最多见。因此，有基础心脏病特别是已经出现心衰表现的患者一定注意避免肺部感染、过度劳累或情绪波动。

心功能不全的病理生理机制

心功能不全的发生与心脏负荷密切相关。心脏的负荷一般分两类：一是后负荷，是指心脏将血液向主动脉泵出时受到的阻力，即射血时有一个“压力”与射血的力量相对抗，长期高血压、主动脉瓣狭窄、左心室流出道狭窄或梗阻的患者，其心脏后负荷都比较大；二是心脏泵血之前心室里面充盈的血液所产生的负荷，称为前负荷，回心血量增多或心脏内反流导致前负荷过重，主要见于瓣膜性心脏病，如风湿性心脏病的二尖瓣、主动脉瓣关闭不全，以及先天性心脏病的室间隔缺损。心肌病（主要指扩张型心肌病和肥厚型心肌病）患者心肌本身的功能发生减退，不能维持机体对心脏的要求，亦可发生心功能不全。

心功能不全的临床表现

心功能不全的早期症状常为活动时气短，体力和活动耐量下降，不能胜任以往所能从事的活动或劳动强度，甚至可能在爬楼梯或步行购物时都会感到疲乏、无力、气短。病情加重时可表现为睡觉时呼吸困难，不能平卧，坐起缓解（称为“端坐呼吸”），常有夜间憋醒，称为“夜间阵发性呼吸困难”，还会有咳嗽、咳痰、痰中带血丝等表现，这是因为体液潴留在肺脏，氧气不易扩散入血液中，医学上将此称为“肺淤血”或左心功能不全，严重时为“肺水肿”。心功能不全导致的肾脏血流量减少使患者体内盐及水分排出减少，体重迅速增加。当存在右心功能不全时，可发生脚、腿等外周组织水肿，甚至出现腹水，患者会出现腹胀、消化不良、下肢肿胀等症状。

小贴士

值得注意的是，相当一部分已有心功能不全的老年患者，因为缺少心衰的典型表现或被其他疾病的症状掩盖而被忽视，这种隐性心衰约占老年心衰患者的一半以上，症状常不典型：可表现为乏力、食欲缺乏、味觉异常，甚至意识不清、嗜睡和烦躁不安等。若能识别早期心衰、不典型心衰，早期治疗，对改善预后、提高生存率有重要意义。

心功能不全的诊断标准

有高血压、冠心病和心肌病等基础疾病史的患者，出现活动时气促、活动耐量下降、夜间呼吸困难和（或）水肿等心衰症状应及时到心脏病专科就诊，医生通过询问病史、体格检查，结合常规胸部X线检查和心电图，一般可对心衰做出初步诊断，并判断心功能不全的严重程度。心功能不全的常规诊断流程如图3-2-2所示。下面将介绍对心功能不全患者进行诊断过程中常用的辅助检查。

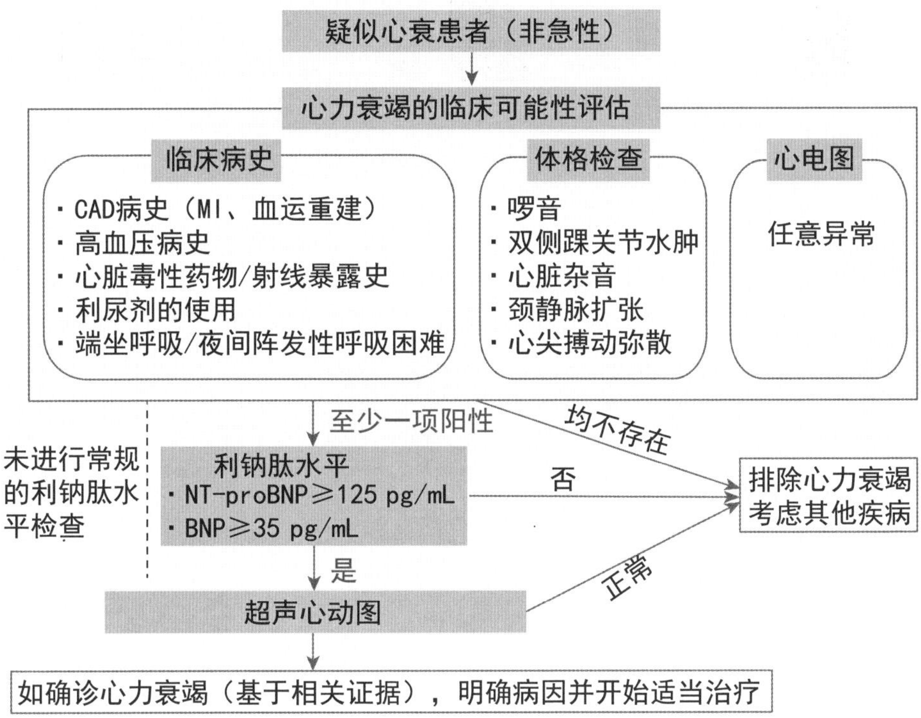

图3-2-2 心功能不全的诊断流程

胸部X线检查

胸部X线检查是常规检查，可显示心脏是否扩大、是否存在心功能不全引起的肺淤血，同时可评估是否存在肺部疾病（图3-2-3）。

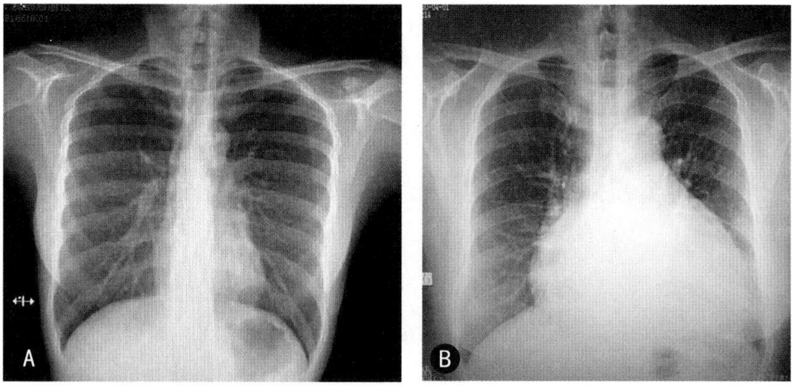

A. 正常人胸部 X 线；B. 心影增大，肺水肿改变。

图 3-2-3　正常人胸部 X 线和心衰患者胸部 X 线

心电图

心电图是常规检查，可提示是否有心肌缺血、心肌梗死、心脏扩大，是否存在诱发心衰的心律失常等。

B 型利钠肽和 N 末端 B 型利钠肽前体

有助于心功能不全的诊断，BNP 或 NT-proBNP 正常时有助于排除心衰，可作为心衰的初筛试验。

超声心动图

可以显示心脏结构和心室壁运动情况，判断心腔是否扩大、心肌壁是否肥厚、心脏瓣膜是否有病变，以及心脏收缩、舒张功能是否正常，是判断心功能较为简便、可靠、易重复且非创伤性常规检查方法。伴有心衰高危因素的患者，定期进行超声心动图检查有利于早期发现与诊断心衰。

6 分钟步行试验

是评定慢性稳定性心功能不全患者心功能储备情况的方法，

简单易行、安全、方便，还常用来评价心功能不全治疗的疗效。

心脏负荷试验（平板或踏车运动试验）

适用于一般情况较好的稳定期患者，测试运动过程中和运动后心脏的反应，可用于指导心衰患者的运动康复。

心脏核素检查

心肌灌注显像可以了解心肌供血情况，对诊断冠心病具有很高的敏感性。心血池检查对判断心功能有价值。因需注射同位素作为显影剂，费用较高和需要特殊检查设备，近年已不作为心衰的常规检查手段。

冠状动脉造影（冠造）

不仅可明确冠状动脉是否有病变，还可同时行左室造影来了解左室腔大小、左室壁厚度、收缩功能和主动脉瓣有无反流。

心功能不全分期、分级与分类

根据心功能不全进展情况分期

心衰是一种慢性、自发进展性疾病，从心衰的危险因素进展成结构性心脏病，出现心衰症状，直至难治性终末期心衰，可分成心衰风险期（A 期）、心衰前期（B 期）、临床心衰（C 期）和难治性终末期心衰（D 期）4 个阶段。不同分期临床表现、治疗目标和策略有所不同（图 3-2-4）。

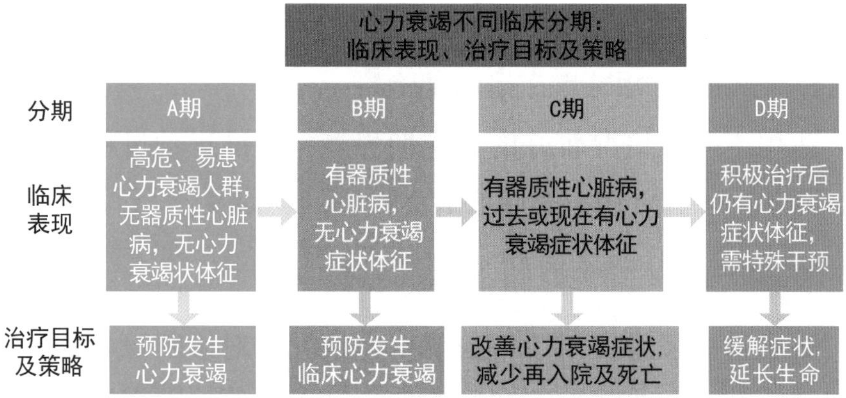

图 3-2-4　心功能不全不同临床分期

引自：2022 美国心脏病学会 / 心脏协会 / 心衰学会（ACC/AHA/HFSA）心力衰竭管理指南 . J Am Coll Cardiol，2022，79（17）：e263-e421.

心功能分级

心衰的诊断明确后，还应对心功能不全的程度进行分级，级别越高，病情越重，危险越大。目前通常沿用纽约心脏病学会的心功能分级法（表 3-2-1）。

表 3-2-1　纽约心脏病学会的心功能分级法

分级	症状表现
Ⅰ级	—体力活动不受限 —日常活动时无心功能不全症状（如心悸、呼吸困难或乏力）
Ⅱ级	—体力活动轻度受限 —休息时无症状，日常活动时出现症状
Ⅲ级	—体力活动明显受限 —休息时尚可，轻微日常活动时出现心功能不全症状
Ⅳ级	—不能进行任何体力活动 —休息时即出现心功能不全症状，任何活动时均会加重症状

根据左心室功能情况分类

根据超声心动图测定的左室射血分数（left ventricular ejection

fractions，LVEF）的值，心衰可分为射血分数降低的心衰（heart failure with reduced ejection，HFrEF）、射血分数轻度降低的心衰（heart failure with mild reduced ejection fraction，HFmrEF）和射血分数保留的心衰（heart failure with preserved ejection fraction，HFpEF）。HFrEF 患者左室射血分数≤ 40%，为传统概念上的收缩性心衰；HFpEF 患者左室射血分数≥ 50%，为舒张性心衰；射血分数在 41% ～ 49% 为 HFmrEF。

心功能不全的治疗

多数患者需要同时服用多种药物治疗心衰，药物的协同作用有助于降低心脏负荷，减轻体液潴留，有效缓解症状，最终达到提高生活质量、减少住院时间、预防及延缓心衰进程、延长寿命的目的。

近年来随着对心力衰竭发病机制研究的深入，已由短期的改善血流动力学模式向长期的修复性治疗模式转换。对于射血分数降低的心力衰竭，新指南中，心衰基石药物从原来的“金三角”更新为“新四联”，包括肾素 – 血管紧张素系统抑制剂、β 受体阻滞剂、醛固酮受体拮抗剂和钠 – 葡萄糖共转运蛋白 2 抑制剂（SGLT2i）。

肾素 – 血管紧张素系统抑制剂

肾素 – 血管紧张素系统抑制剂包括血管紧张素受体脑啡肽酶抑制剂（ARNI）、血管紧张素转化酶抑制剂、血管紧张素受体阻滞剂。所有左心收缩功能减退的心功能不全患者除非有禁忌证或不能耐受，均应使用。早期开始并长期使用以降低死亡率，延长寿命。如不能耐受血管紧张素转化酶抑制剂，可使用血管紧张素Ⅱ受体拮抗剂替代。

血管紧张素受体脑啡肽酶抑制剂的代表药物是沙库巴曲缬沙

坦钠（诺欣妥）。

常用的血管紧张素转化酶抑制剂：培哚普利（雅施达）、贝那普利（洛汀新）、卡托普利（开博通）、依那普利（悦宁定）、福辛普利（蒙诺）、雷米普利（瑞泰）等。

常用的血管紧张素Ⅱ受体拮抗剂：氯沙坦（科素亚）、坎地沙坦（必洛斯）、缬沙坦（代文）、厄贝沙坦（安博维）、替米沙坦（美卡素）、奥美沙坦（傲坦）等。

β 受体阻滞剂

该类药物能降低心肌耗氧量，减轻心脏负担，从而改善临床症状和左室功能，降低再住院率和死亡率。所有左室收缩功能不良的心功能不全患者如无禁忌证，病情稳定时均应该使用；早期使用该类药物明显改善心衰患者预后，可减少猝死、降低死亡率。

用于心功能不全的 β 受体阻滞剂主要包括美托洛尔（如倍他乐克、倍他乐克缓释片）、比索洛尔（如康忻、博苏）及卡维地洛（如金络）等。

醛固酮拮抗剂

能够阻断心衰时神经–内分泌的异常，改善心肌重构。Ⅲ、Ⅳ级心功能不全的患者应使用。目前使用的主要药物是螺内酯（安体舒通），主要不良反应是乳房肿胀和高钾血症。依普利酮是新型的选择性醛固酮受体阻滞剂，不良反应较螺内酯少。

钠–葡萄糖共转运蛋白 2 抑制剂

左心收缩功能减退的心功能不全患者（HFrEF）有症状时，推荐使用该类药物来减少心衰住院率和心血管死亡，与是否合并糖尿病无关。应用中应注意：识别并避免可能导致酮症酸中毒的危险因素；监测生殖泌尿道感染的相关症状；根据容量状态，调整利尿剂和液体摄入量，避免发生容量不足，尤其是年老、体弱、服用利尿剂者；若合用其他降糖药，应避免发生低血糖。

代表药物是达格列净（如安达唐）和恩格列净（如欧唐静）。

其他药物

★利尿剂

心功能不全患者有液体潴留时给予利尿剂可改善心衰症状。常用药物有托拉塞米（丽芝胶囊）、呋塞米（速尿）、氢氯噻嗪、吲达帕胺（纳催离、寿比山）等。

托伐普坦片（商品名：Samsca），特异性拮抗精氨酸加压素，用于治疗高容或等容性低钠血症伴心力衰竭、肝硬化、抗利尿激素分泌异常综合征。

★血管扩张剂

急性心衰患者可能需要使用血管扩张剂，以纠正升高的充盈压和（或）左心室后负荷。其选择取决于基础血流动力学状态。如果需紧急降低后负荷（如严重高血压），推荐使用可降低动脉张力的血管扩张剂（如硝普盐）。利尿剂疗效不充分时，主要降低静脉张力的血管扩张剂（如硝酸甘油）可用作利尿治疗的辅助治疗。

★洋地黄制剂

通过增强心肌收缩力，增加心排血量，并降低神经内分泌的水平，用于改善心脏收缩力下降的心功能不全患者的临床症状，但缺乏改善心衰患者预后的大规模医学证据。主要药物是地高辛（口服）、去乙酰毛花苷（静脉注射）。

★ If 通道抑制剂

是一类新型药物，可通过抑制窦房结中的 If 通道减慢心率，推荐用于左室射血分数≤ 35%、窦性心律且心率≥ 75 bpm 的心衰患者，可降低死亡和心衰住院联合终点。主要药物为伊伐布雷定。

★ 钙离子增敏剂

可直接与肌钙蛋白相结合，使心肌收缩力增加，而心率、心肌耗氧无明显变化。同时具有扩张外周静脉的作用，使心脏前负荷降低，可改善心衰症状。用于传统治疗（利尿剂、血管紧张素转化酶抑制剂和洋地黄类）疗效不佳，并且需要增加心肌收缩力的急性失代偿心力衰竭的短期治疗。主要药物为左西孟旦，有口服和静脉注射两种剂型。

★ 重组人脑利钠肽

重组人脑利钠肽通过扩张静脉和动脉（包括冠状动脉），降低前、后负荷，同时具有一定促进钠排泄、利尿及抑制肾素 – 血管紧张素 – 醛固酮系统和交感神经系统的作用。该药对于急性心衰患者安全，可明显改善患者血流动力学和呼吸困难症状。主要药物为新活素，为静脉制剂。

★ 可溶性鸟苷酸环化酶刺激剂

该药具有舒张血管作用，对于心功能为纽约心脏病学会分级Ⅱ～Ⅳ级、左室射血分数＜ 45%，且曾在门诊接受静脉利尿剂治疗或近 6 个月内住院的患者，可以加用该药。使用该药的前提是，肾素 – 血管紧张素系统拮抗剂、脑啡肽酶抑制剂、β 受体阻滞剂、醛固酮受体拮抗剂和钠 – 葡萄糖共转运蛋白 2 抑制剂治疗已达最优。主要药物为维立西呱（口服剂型）。

对于药物治疗无效的患者，可考虑使用心脏外科手术及其他治疗方式，如心脏同步治疗、左心室辅助泵、心脏移植等。植入型心律转复除颤器（implantable cardioverter defibrillator，ICD）推荐用于有室性心律失常所致低血压、晕厥等血流动力学不稳定史，同时预期功能良好、生存期＞1年的心衰患者猝死的二级预防。

（耿慧，刘梅林）

参考文献

1. H EIDENREICH P A，BOZKURT B，AGUILAR D，et al. 2022 AHA/ACC/HFSA Guideline for the management of heart failure：a report of the American College of Cardiology / American Heart Association Joint Committee on clinical practice guidelines. J Am Coll Cardiol，2022，79（17）：e263-e421.
2. 王华，李莹莹 . 2022 年 AHA/ACC/HFSA 心力衰竭管理指南解读——从新指南看心衰分类和诊断评估 . 中国心血管病研究，2022，20（6）：481-486.

第三节 常见心律失常

心脏每分钟跳动次数被称为心率，一般在 60 ～ 100 次 / 分，正常情况下，心率与脉搏的频率（脉率）一致。心脏跳动的节律称为心律，正常人心律基本规律。心律失常是指心脏跳动的频率、节律、起源部位、传导速度或激动次序的异常。

疾病知识

如果将心脏比作一台永不停息的机器，那么心脏传导系统就相当于这台机器中的电路系统。心脏传导系统包括窦房结、结间束、房室结、希氏束、左右束支和浦肯野纤维网（图 3-3-1）。窦房结是心脏正常节律的起搏点，是心脏跳动节律的最高指挥中心。指挥心脏工作的指令在窦房结形成后，经过上述传导系统逐级传达至心肌，心肌按照此指令完成自己的工作。所以正常的心脏节律，被称为窦性心律。传导系统的任何部位出现问题，都有可能导致心脏跳动的节律异常，即心律失常。心律失常可以发生于器质性心脏病患者，如冠心病；也可见于心脏以外的异常情况，如甲状腺功能异常可以引发心房颤动，低钾血症时出现多种心律失常；部分心律失常为生理性的，如紧张、喝浓茶或咖啡后可能出现心动过速或期前收缩。部分心律失常发生在相对“正常”的心脏中，常规的心脏相关检查都不能发现异常。

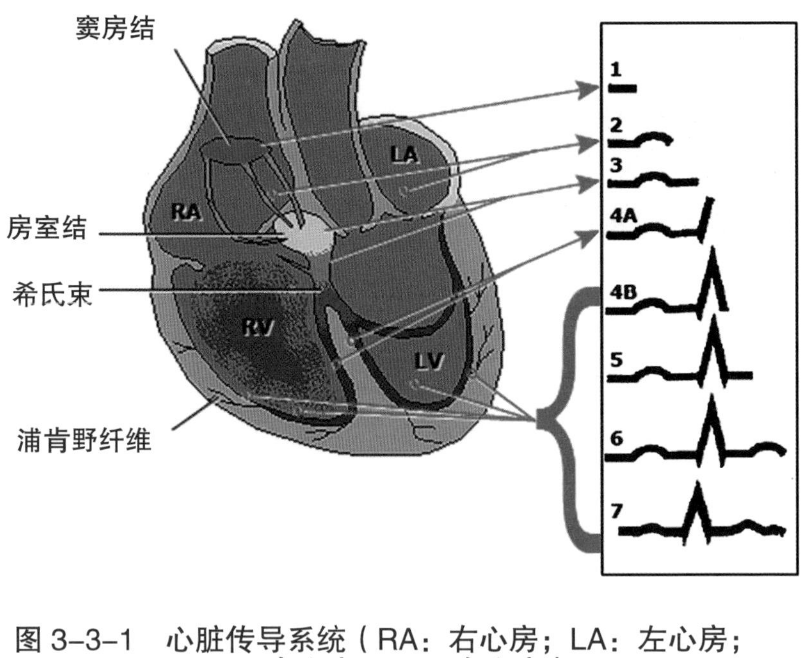

图 3–3–1　心脏传导系统（RA：右心房；LA：左心房；RV：右心室；LV：左心室）

心律失常的分类

心律失常按发生原理，可分为冲动形成异常和冲动传导异常；按照发生部位可分为窦性、房性、交界性和室性心律失常；按照心律失常发生时的心率快慢，可分为快速性和缓慢性心律失常。

心律失常的发病机制

★冲动形成异常

窦房结发出了不正常的信号，或指挥心脏跳动的信号是由窦房结以外的区域（如心房、交界区或心室）产生的，称为冲动形成异常。这就好比军队的命令不是由主帅发出的，而是由其他人发布的，或者主帅发布了错误的命令，这些都会导致军队的行为异常。

冲动形成异常引起的心律失常分为窦性和异位心律失常。窦性心律失常包括窦性心动过速、窦性心动过缓、窦性心律不齐和窦性停搏；异位心律失常包括逸搏（房性、房室交界性、室性）、逸搏心律（房性、房室交界性、室性）、期前收缩（房性、房室交界性、室性）、阵发性心动过速（房性、房室交界性、室性）、非阵发性心动过速（房性、房室交界性、室性）、心房扑动与颤动、心室扑动与颤动。

★冲动传导异常

主要包括传导阻滞和折返两种情况。传导阻滞是指心脏的电信号在传导过程中出现了不同程度的阻碍，轻者可以导致信号传导的延迟，重者可以出现信号传导的完全中断，传导阻滞可能引起心动过缓，包括生理性传导障碍和病理性阻滞。生理性传导障碍指干扰及干扰性房室分离；病理性阻滞包括窦房阻滞、房内阻滞、房室阻滞和室内阻滞（左右束支阻滞及左束支分支阻滞）。折返是指传导通路中出现了异常的通路，导致信号在一定区域内反复传导，有点类似于生活中的电路短路，是产生快速性心律失常的主要原因。有一种房室间传导途径异常，是在正常的传导系统之外，还存在异常的房室旁路，这种旁路参与的折返会引起阵发性室上性心动过速。

症状或临床表现

心律失常最常见的症状是心慌（心悸），有些人会出现胸闷，甚至胸痛，类似于冠心病。除了心脏本身的表现外，心律失常还可能引起头晕、晕倒、乏力等不适，但是这些症状都缺少特征性，医生往往很难仅通过症状就能确诊心律失常，有时相同的心律失常可以表现出完全不同的症状，有时不同的心律失常临床表现却类似，即使是同一个人，罹患同一种心律失常，不同次发作时症状也可以有所不同。还有部分心律失常甚至没有任何症状。详细的病史信息不仅能够为医生确定诊断提供线索，还可以帮助医生评估病情，确定最适合患者的治疗方案。如果感觉到有心脏不舒服的症状，怀疑心律失常时，最好能数 1 分钟的脉搏次数，确定当时脉搏是增快还是减慢，节律整齐还是不齐。总结心律失常的发作规律并记录下来，如在什么情况下发作，是突然发生还是逐渐加重，发作时有什么表现，特别是有没有头晕、胸痛、晕倒及意识丧失等，一般持续多长时间，如何才能缓解，心律失常终止时是突然终止还是逐渐好转，曾经历过哪些治疗，效果如何等。

诊断与治疗

心律失常的诊断

★ 症状及体征

虽然症状并不能作为确诊心律失常的依据，但症状对心律失常的诊断有提示作用，有时是决定治疗策略的关键。比如反复发作，每次发作时有突然发生、突然结束特点的心动过速，常会让医生疑诊为阵发性室上性心动过速。对于缓慢性心律失常，如果合并了头晕、黑蒙、晕厥等症状，就要考虑起搏器治疗。医生通过视诊、触诊、叩诊和听诊，可以发现一些异常的表现；有些心律失常患者自查也可发现，如期前收缩时触诊脉搏，可感受到提前出现的心跳，后面有短暂的间歇；心房颤动时脉搏不齐，强弱不等，脉率小于心率。

★ 辅助检查

1. 心电图：心电图是一种简单、直观诊断心律失常的检查方法，特异性高，通过病史和体格检查形成的初步诊断都需要通过心电图证实，同时还可了解是否合并心脏基础疾病，如左心室肥厚、冠心病的心肌缺血改变。由于很多心律失常是发作性的，不发作时心电图可能完全正常，所以记录发作时的心电图非常重要。目前有多种型号、类型的心电图机，只要按照规范操作，最终得到的心电图基本一致，不一定要去大医院做，有症状时应尽快做心电图。心电图机往往带有自动分析功能，心电图自动生成诊断报告，有时会出错，不可完全相信，心电图的最终结果要由医生解读。

2. 动态心电图：动态心电图就是我们常说的“Holter”，检查用的机器由记录仪和回放分析仪构成，记录仪由患者随身携带，一般可以连续记录 24 ～ 48 小时，有时为了发现一些发作频率很低的心律失常，甚至需将连续记录的时间延长至数日。Holter 不但可以弥补常规心电图只能短时间记录的缺点，还可以了解心律失常发作的频度、特点、严重程度及与活动的关系等。进行 Holter 检查时不影响日常活动，受检者可以按照日常的生活习惯继续运动、工作等，但剧烈活动、出汗可能会导致导联脱落、记录的心电图干扰大，影响最终结果的判断。在检查期间，需要随身携带纸和笔，如果有不适症状出现，需记录时间、是安静还是活动状态、有什么症状等信息，为医生诊断提供参考。

3. 心脏负荷试验：分为运动负荷试验和药物负荷试验，有些心律失常与交感神经兴奋或心肌缺血相关，需要心脏在一定的工作负荷条件下才会发作，可以通过记录运动或用药增加心脏负荷时的心电图，以增加确诊的机会，评估某些心律失常（如室性期前收缩）的危险程度。

4. 新的无创设备：随着电子科技的进步，出现了多种便携式心电事件记录仪，包括智能手表、手环等设备，可以记录简单的单导联心电图，用于心律失常的筛查、诊断、治疗效果监测等。

5. 植入式设备：对于高度怀疑心律失常所致晕厥，但常规方法又未能检出心律失常的患者，可使用植入式心电监测仪（植入式 Holter）来协助诊断。植入式 Holter 的外观和体积都酷似一块口香糖，通过创伤很小的手术将其植入左胸部皮下，可以主动也可以经由患者手动触发记录心电图，然后通过程控仪将保存的心电图打印出来，其电池电量通常可维持 3 年。既往已经植入过起搏器的患者，目前多数起搏器可以记录心律失常，在程控时可以调取需要的资料。

6. 电生理检查：包括经食管和心腔内两种方式，是诊断心律失常的重要手段，也是进行射频消融治疗等特殊治疗的基础。因食管与左心房相邻，经鼻孔插入一根电极至食管内邻近心房的位置，可以记录到心脏的电活动，并可通过电刺激对心律失常进行鉴别，还可以终止部分药物治疗无效的室上性心律失常。用心脏导管插入心腔内进行的电生理检查，是一种创伤性检查，利用这些插入的导管，可以记录不同部位的电信号，帮助寻找心律失常的异常部位。

7. 其他检查：一些血液化验、心脏超声等检查，有的是为了明确心律失常发生的原因，有的是为了评估病情和合并的心脏情况，比如通过超声心动图检查可以了解心脏功能如何、有无结构异常，这些对于确定治疗方案都至关重要。

心律失常的治疗

★一般治疗

避免劳累、情绪激动、寒冷刺激，避免进食过饱，注意休息，警惕感染。上述因素不一定是心律失常发生的原因，但可能是发作的诱因。有些心律失常受精神、情绪影响很大，积极乐观地面对心律失常，可以减轻疾病的影响。

心律失常的基础疾病包括高血压、冠心病、心功能不全、电解质及代谢紊乱等，基础疾病的控制是治疗心律失常的基本措施。

★药物治疗

主要针对快速心律失常。心律失常是否需要药物治疗取决于症状、心律失常对心脏本身和全身的危害、心律失常发作的频率等因素，由医生结合患者的临床情况及意愿综合决策。对于缓慢心律失常，药物治疗通常只是应急措施而不是长期选择。

抗心律失常药物种类繁多，作用复杂，临床上常用的包括普罗帕酮、β 受体阻滞剂（美托洛尔、比索洛尔等）、胺碘酮、索他洛尔、钙离子通道拮抗剂（维拉帕米、地尔硫䓬）等。抗心律失常药物本身也有致心律失常作用，即可能导致心律失常的作用，有一些甚至很严重。除此之外，一些抗心律失常药物可能会有心脏以外的不良反应。是否需要服用抗心律失常药，如何选择和调整剂量一定要由专业医生决定，不能自行用药。

部分中药制剂也用于控制心律失常的症状，应在医师指导下进行辨证施治、个体化选择。

★ 非药物治疗

1. 电复律（除颤）治疗：致命性心律失常，如心室颤动和部分室性心动过速，如果不能尽快将心律转复为窦性，可能会在短时间内威胁生命。直流电复律是最直接、快速、有效转复心律的方法，医院病房常规配备除颤器，在机场、车站等公共场所，也配备有自动体外除颤器（automated external defibrillator，AED）。如果反复发生室颤、室速，且药物及其他治疗无效时，可能会需要 ICD，相当于把除颤器放在患者的体内，植入的过程和装置类似于起搏器。除此之外，一些快速性心律失常（如心房颤动），在药物转复效果欠佳时，也会使用电复律。

2. 刺激迷走神经：对于部分阵发性室上性心动过速的患者，在心动过速发作时可以通过按摩颈动脉窦、按压眼球、刺激咽喉部及憋气等方式终止心律失常。这些方法经过简单的培训就能掌握，可以方便有效地用于部分阵发性室上性心动过速的患者。

3. 导管消融治疗：部分快速性心律失常，如房室结内折返性心动过速、房室折返性心动过速（包括显性房室旁道引起的预激综合征和隐匿性房室旁道）、房性心动过速（房速）、心房扑动（房扑）、心房颤动（房颤）、室性期前收缩、特发性室性心动过速、束支折返性室性心动过速等，可以考虑选择导管消融治疗。其中，房室结内折返性心动过速和房室折返性心动过速的单次手术治愈率可达到95%以上。射频消融治疗首先通过外周血管（主要是颈胸部和大腿根部的血管）将电极导管送入心脏，通过标测找到病变的部位后进行消融，依据消融的能量来源，可分为射频消融、冷冻消融、脉冲场消融等。

4. 外科手术治疗：随着经导管微创介入治疗技术和设备的进步，外科手术治疗心律失常在临床上应用减少。曾经需要开胸手术才能实现的切断房室旁道、迷宫手术治疗心房颤动、切除左心耳等操作，目前多数都可以通过导管消融微创手术实现。某些情况仍需要外科手术或内外科联合治疗心律失常。

5. 起搏治疗：对于严重的缓慢性心律失常，需要通过植入人工起搏器进行治疗。起搏器可分为单腔、双腔和三腔，用于治疗缓慢性心律失常的多是双腔起搏器。人工永久起搏器包括脉冲发生器和电极导线两部分，脉冲发生器放置在胸部皮下脂肪与肌肉之间，电极导线则通过穿刺静脉血管放入心脏。起搏器植入手术创伤较小，只需要局部麻醉，本身风险不高。起搏器植入后应定期到医院程控起搏器，使其最大限度地发挥性能并及时发现问题。起搏器应用5～10年后电池会耗竭，需要更换脉冲发生器。

预防

部分心律失常可以通过改变生活方式减少发作，如保持情绪稳定、控制焦虑情绪、避免劳累及寒冷刺激、保持良好睡眠等。治疗导致心律失常的基础疾病，如电解质紊乱、甲状腺功能异常、心功能不全等，可以预防或减少心律失常的发生。

（黄波，刘梅林）

第四节 心房颤动、心房扑动

心房颤动、心房扑动是最常见的房性心律失常，严重影响患者的生活质量，而早识别、早治疗可以有效预防相关并发症。本章将从多方面介绍心房颤动和心房扑动的相关知识，以提高人们对其危害及治疗重要性的认识。

疾病知识

流行病学

心房颤动是一类与年龄增长密切相关的疾病。无论在亚洲、欧洲还是美洲，心房颤动发病率在60岁以后都有显著增加（图3-4-1），且男性高于女性。早期研究表明，70%的心房颤动患者年龄在65～85岁。在年龄不足40岁的人群，心房颤动发病率不到0.1%，但年龄超过80岁时，男性心房颤动发病率＞2%，女性发病率＞1.5%。由此可见，增龄是心房颤动发生的重要危险因素。心房扑动发病率也随年龄增长而明显增加，但远低于心房颤动。

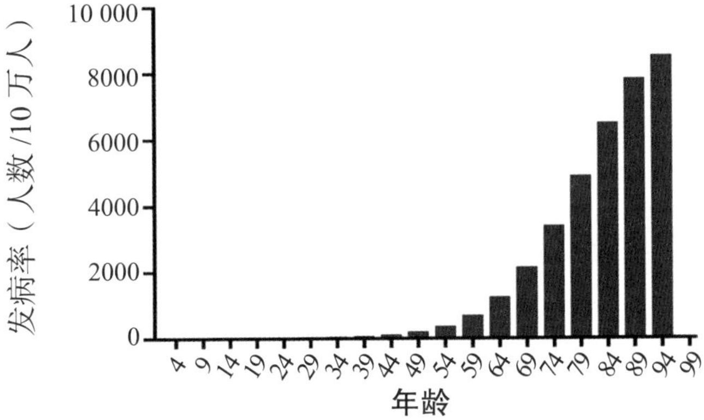

图 3-4-1　心房颤动发病率与年龄的关系

图片引自 Card Electrophysiol Clin，2021，13（1）：1-23.

病因

多数情况下，心房颤动与其他疾病伴随出现，如高血压、心脏瓣膜病、冠心病、肺源性心脏病、甲状腺功能异常、电解质紊乱等是导致心房颤动的原因。部分心房颤动患者心脏结构正常，可因情绪激动、过度运动、饮酒和劳累等诱发。心房扑动多见于心肌梗死、心脏外科或导管消融术后患者，偶见于心脏结构正常的患者。

心房颤动的分类

心房颤动的常见分类如下。

1. 初发性心房颤动：首次被检查证实的心房颤动定义为初发性心房颤动。

2. 阵发性心房颤动：持续时间＜ 7 天、无须任何干预能自行恢复窦性心律的心房颤动。

3. 持续性心房颤动：持续时间≥ 7 天，被电复律或药物转复为窦性心律的心房颤动。

4. 长程持续性心房颤动：特指持续时间＞ 1 年的心房颤动。

心房颤动、心房扑动的发病机制

心房颤动反复或持续发作是触发因素和维持因素共同参与的结果。在触发因素中，肺静脉内异常电活动是多数心房颤动发生的诱因，随年龄增加心房自身结构发生退行性改变，如心房扩大、内压增加、心房重构，以及神经体液因素，可能是维持心房颤动的重要原因。心房扑动则主要由折返机制引起，最典型的心房扑动是围绕右心房三尖瓣环折返形成的，其他则可能涉及左右心房的任何部位，与心房瘢痕相关。

临床表现

心房颤动和心房扑动患者的症状主要与不规则心跳及血栓栓塞相关。心房颤动时每分钟心房跳动频率在 350 次以上，心房扑动通常在 250 次以上，从而导致快速且不规律的心室跳动，使患者出现明显的心慌、胸闷感觉。当患者心脏跳动持续过快或合并其他心脏病变时，可发生胸痛、头晕、黑蒙、呼吸困难等症状。长期、快速的心跳使心脏发生功能减退和恶化，出现呼吸困难、食欲下降、双腿肿胀等心功能不全的症状。部分患者心房颤动、心房扑动发作时心率不快，节律也相对整齐，可以没有任何症状。部分患者心房颤动、心房扑动发作时间断出现缓慢心率或长间歇，会引起黑蒙、头晕等症状。心房颤动时由于心房失去有效的机械活动，在心房内，特别是在心耳内，不能正常流动的血液会凝结成血栓，一旦血栓脱落就可能引起相关症状。血栓脱落的临床表现与被栓塞器官，血管阻塞范围大小、程度及持续时间相关。当患者出现肢体活动障碍或言语不利时，提示血栓脱落引发了卒中；如突发腹痛甚至腹泻、血便，应警惕肠系膜动脉栓塞；腰痛伴血尿，需排除肾动脉栓塞。

心电图

正常的心脏跳动是由心脏内自主搏动最快的窦房结所控制，称为窦性心律，心电图（图 3-4-2）表现为规律出现的、大小一致的心房激动波，称为 P 波。正常窦性心律的 P 波频率在 60 ～ 100 次 / 分，当主导心房心室间电活动传导的房室结功能正常时，每一个 P 波后都会规律出现一个心室激动波，称为 QRS 波。当心房颤动发生时，心房规律的电活动被快速不规则的电活动取代，心电图上出现形态各异、频率不一的快速颤动波称为 f 波。由于 f 波的频率＞ 350 次 / 分，超出房室结的通过能力，仅有部分 f 波的激动能够通过房室结不规则传导到心室，心电图（图 3-4-3）显示为不规律出现的 QRS 波。如果心房颤动合并房室结传导功能异常时，不规律的 f 波不能通过病变房室结激动心室，心室电活动受到病变房室结以下传导系统支配，心电图上表现为规律出现的缓慢 QRS 波。心房扑动的心房率通常在 240 ～ 340 次 / 分，在心电图上表现为规律的锯齿状 f 波（图 3-4-4）。

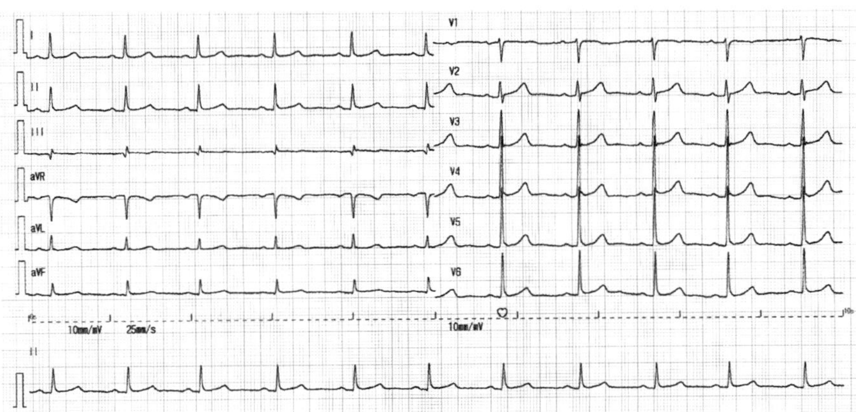

图 3–4–2　窦性心律心电图

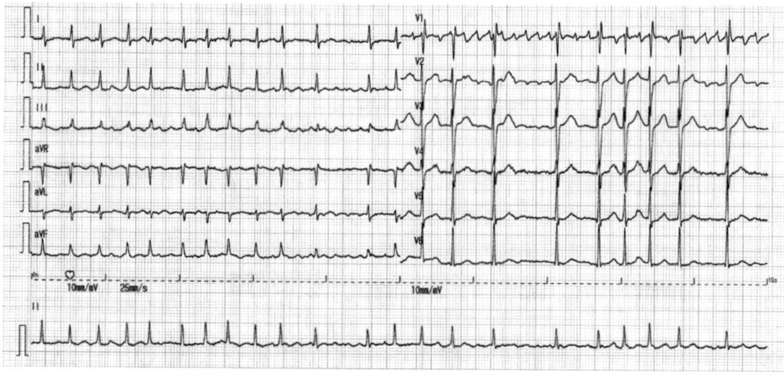

图 3-4-3　心房颤动心电图

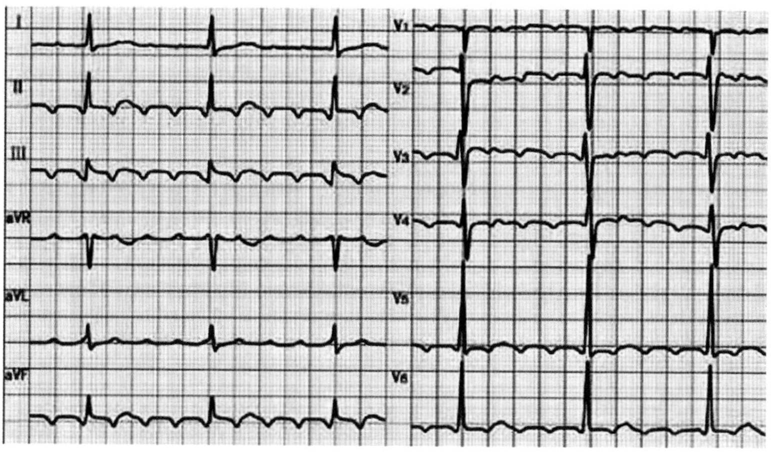

图 3-4-4　心房扑动心电图

心房颤动、心房扑动的危害

心房颤动、心房扑动不仅导致心脏内每个心肌细胞原有电活动特性发生变化，还造成心肌细胞间电活动传导出现紊乱。心房颤动、心房扑动时不仅心房失去有效收缩功能，较快的心率还使心室舒张期充盈量比窦性心律时减少 20% ～ 30%，心排血量减少 20% ～ 30%。随着心房颤动、心房扑动发作频率增加、持续时间延长，部分心肌细胞长期超负荷工作，导致心脏泵血功能减退，最终发生心力衰竭。

心房颤动、心房扑动患者心房、心耳内易形成血栓，与下述因素有关：①血流异常使心腔内膜的完整性遭到破坏并导致凝血因子激活、纤维蛋白沉积、血小板聚集；②心房失去有效的收缩运动，特别在心耳区几乎处于静止状态，血液淤滞容易形成血栓。在血栓形成早期，由于新鲜血栓尚未与心房形成紧密的连接，容易脱落并随血流堵塞到身体各个脏器，以脑、肾、肺和消化系统为多见。栓塞后患者是否出现症状，与栓子大小、栓塞部位、栓塞程度、栓塞速度密切相关。

心房颤动和心房扑动如何治疗？

心房颤动和心房扑动的治疗取决于病程、心脏结构和功能改变、血栓和出血风险的评估及伴随疾病的情况。对于有明确诱因的患者，应积极治疗原发病并去除诱因。所有心房颤动、心房扑动患者均应评估是否需要预防血栓栓塞治疗。如果心房颤动症状明显或合并心功能不全，可尝试转复心房颤动并维持窦性心律。在持续性心房颤动合并心脏结构功能明显异常或尝试转复但反复失败的患者，应考虑心率控制治疗。心房扑动患者药物治疗效果欠佳，导管消融手术成功率高，通常应积极选择导管消融以维持窦性心律治疗。

血栓栓塞如何预防？

心房颤动、心房扑动引发的心房内血栓形成、脱落是威胁患者生命和生活质量的最主要并发症。心房颤动患者发生脑梗死的风险较常人增加 6 倍以上，进行缺血性卒中风险评估并预防血栓栓塞是心房颤动、心房扑动治疗的重要措施。

药物治疗

药物治疗方案取决于对心房颤动、心房扑动患者发生血栓栓塞风险的评估，常用 CHA2DS2-VASc 评分，分值越高发生血栓栓塞风险越大。CHA2DS2-VASc 评分男性 0 分或女性 1 分，可不予抗凝治疗；男性 1 分或女性 2 分，应考虑抗凝治疗；男性 2 分或女性≥ 3 分应给予抗凝治疗。尽管抗凝治疗可以明显减少血栓形成的风险，但仍有 30% ～ 40% 服用抗凝药物的心房颤动患者会发生心房血栓脱落引发血栓栓塞事件。不少心房颤动患者误认为抗血小板药物（如阿司匹林、氯吡格雷）的疗效等同于抗凝药物，但研究证实抗血小板药物预防心房颤动血栓形成的作用甚微，还会增加患者出血风险，因此不推荐用于心房颤动患者的血栓预防。在应用抗凝药物治疗前应充分评估患者出血风险。

对于拟行消融治疗的患者，手术前后可以不停用正在服用的抗凝药物。部分老年心房颤动、心房扑动患者合并冠心病，如为稳定性冠心病，可单用抗凝治疗，无须加用抗血小板药物；如果冠心病不稳定或支架术后，需联合应用抗凝和抗血小板药物。医师会根据患者出血的风险调整抗栓药物的使用方案。

1. 新型口服抗凝剂：直接凝血酶抑制剂达比加群酯和 Xa 因子抑制剂利伐沙班、艾多沙班优先推荐用于需抗凝治疗的非瓣膜病心房颤动患者。严重肾功能不全的患者慎用，具体如何选择抗凝药物需由临床医师决定。

2. 华法林：在服用过程中通过监测凝血酶原时间的国际标准化比值（international normalized ratio，INR）评价疗效，通常，INR 2 ～ 3 提示达到抗凝疗效，INR ＞ 3 时出血风险显著增加。由于华法林治疗的安全窗窄，易受多种因素干扰，需要监测患者 INR 水平，限制了华法林的应用。

器械 / 手术治疗

心房颤动、心房扑动患者心房内的血栓主要位于左心耳，通过手术切除左心耳也可以起到减少血栓栓塞的效果。近年，推荐左心耳内植入封堵器（图 3-4-5）用于无法服用抗凝药物或出血高危的患者。

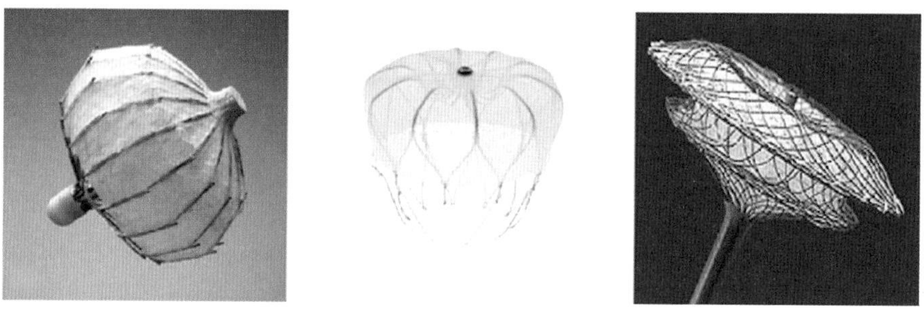

PLAAT0 封堵器　　WATCHMAN 封堵器　　AMPLATZER 封堵器

图 3–4–5　左心耳封堵器

维持窦性心律

心房颤动和心房扑动转复为窦性心律，称之为复律。通常，阵发性心房颤动或心房扑动持续一段时间后可以自行转复为窦性心律，部分需采取医疗措施转为窦性心律。并非所有的心房颤动、心房扑动患者都需转复为窦性心律。复律通常用于首次发作的心房颤动、心房扑动，发作时症状明显且预计转复后可以维持窦性心律的患者。转复并维持窦性心律的方法包括药物转复、直流电转复、经导管消融、起搏、外科手术等。因复律可能导致心房内血栓脱落，除少数紧急情况外，转复心房颤动、心房扑动前必须明确心房内是否存在血栓。心房颤动、心房扑动持续时间＜48小时，可考虑直接给予转复治疗；当持续时间≥48小时或不能确定持续时间，应在有效抗凝治疗3周或行食道超声、心脏CT检查确认心房内无血栓后再行转复。复律后需要服用抗心律失常药物维持窦性心律，部分患者需要长期服药。由于心房颤动、心房扑动转复后仍存在心房收缩异常，容易形成血栓，还需继续抗凝治疗。

药物治疗

目前用于心房颤动、心房扑动复律的抗心律失常药物包括胺碘酮、伊布利特、尼非卡兰、普罗帕酮等，需根据患者心脏病变情况选择。由于抗心律失常药物有潜在致心律失常作用，长期使用必须密切监测。

无器质性心脏病的心房颤动患者常用普罗帕酮、伊布利特或尼非卡兰，合并器质性心脏病、心力衰竭、缺血性心脏病时常用胺碘酮。胺碘酮、普罗帕酮、索他洛尔、决奈达隆、β受体阻滞剂等可用于维持窦性心律，预防心房颤动、心房扑动复发。

导管消融治疗

经导管消融心房颤动、心房扑动是一种微创手术，常用射频消融和冷冻消融术，通过消除心脏内异常电活动灶根治心房颤动、心房扑动。主要用于药物疗效不佳、症状明显或不愿意药物治疗的心房颤动患者。导管消融治疗阵发性心房颤动，1年手术成功率在 90% 以上，3 年手术成功率在 70% 以上。射频消融治疗持续性心房颤动的单次成功率较低，多次消融治疗累计成功率可达 80%，老年患者的手术成功率、并发症跟年轻人相似。若心房颤动持续时间长或心房明显扩大、纤维化严重，手术成功率较低，通常不建议手术治疗。与心房颤动相比，心房扑动导管消融成功率更高，更适合选择手术治疗，典型心房扑动单次手术的成功率超过 90%。导管消融治疗可能会引起严重并发症，包括手术相关的心脏压塞、心脏破裂、传导系统受损、心房－食道瘘、心房－气道瘘等。因术中可能使用造影剂和镇静止痛药物，手术前后需禁食。消融手术一般无须全身麻醉，穿刺静脉血管即可完成操作，术后返回病房，伤口压迫几小时后即可下床活动。

心率控制

心房颤动患者心率控制目标取决于患者的临床症状和心房颤动发作的心率，无心悸、气短症状的患者静息心率＜ 110 次 / 分时，不需要降低心率的药物。过分严格的心率控制并不能额外的获益，反而增加心动过缓的风险。

1. 药物治疗：常用药物有 3 类，包括洋地黄、β 受体阻滞剂和非二氢吡啶类钙通道阻滞剂。服用控制心率的药物后可能出现心率过慢，需要密切监测心率变化。心房颤动时心律绝对不齐，如果心率增快间断性伴有明显减慢或有长间歇时，需考虑植入起搏器后使用控制心率的药物。

（1）洋地黄：主要用于控制静息时的心率。具有抑制房室传导、增强心脏收缩力的作用，适用于心率快伴射血分数降低的心房颤动患者。常用药物：地高辛、去乙酰毛花苷。

（2）β 受体阻滞剂：可控制心房颤动患者的心率，对控制运动时心率疗效更明显。常用药物包括比索洛尔、美托洛尔、卡维地洛、阿替洛尔。

（3）非二氢吡啶类钙通道阻滞剂：主要包括维拉帕米和地尔硫䓬，不宜用于合并急、慢性心功能不全及心率慢的心房颤动患者。

2. 消融治疗：长期快速心跳可导致心肌病变而使心功能恶化，对于药物治疗不能有效控制心率的患者可考虑消融房室结控制心率并植入永久起搏器。

合并疾病的治疗

心房颤动、心房扑动患者常合并其他心血管疾病和代谢性疾病，常见高血压、冠心病、糖尿病、睡眠呼吸暂停等，需要同时进行治疗。部分心房颤动、心房扑动患者伴有窦房结或房室结病变、缓慢心率，导致患者出现黑蒙、晕厥、头晕症状时需起搏器植入治疗。

（黄波，刘梅林）

参考文献

1. JANUARY C T，WANN L S，CALKINS H，et al. 2019 AHA/ACC/HRS focused update of the 2014 AHA/ACC/HRS guideline for the management of patients with atrial fibrillation：a report of the American College of Cardiology/American Heart Association task force on clinical practice guidelines and the heart rhythm society. J Am Coll Cardiol，2019，74（1）：104-132.

2. HINDRICKS G, POTPARA T, DAGRES N, et al. 2020 ESC guidelines for the diagnosis and management of atrial fibrillation developed in collaboration with the European Association for Cardio-Thoracic Surgery (EACTS): the task force for the diagnosis and management of atrial fibrillation of the European Society of Cardiology (ESC) developed with the special contribution of the European Heart Rhythm Association(EHRA) of the ESC. Eur Heart J, 2021, 42(5): 373-498.
3. 中华医学会心电生理和起搏分会，中国医师协会心律学专业委员会，中国房颤中心联盟心房颤动防治专家工作委员会．心房颤动：目前的认识和治疗建议（2021）．中华心律失常学杂志，2022，26（1）：15-88.

第五节 心脏瓣膜病

什么是心脏瓣膜病?

心脏由左心房、右心房、左心室和右心室 4 个心腔组成，心脏瓣膜是连接心房和心室、心室和大动脉之间的结构，分别称为二尖瓣、三尖瓣、主动脉瓣和肺动脉瓣，起到单向阀门的作用（图 3-5-1）。随着心脏跳动，心脏瓣膜有规律地开放及关闭，保证血液在心腔内按照正常的方向前进，对维持心脏的正常功能起重要作用。心脏瓣膜病是常见的心脏病，特指由于心脏瓣膜结构和（或）功能异常导致的瓣膜开放或关闭功能障碍，影响血液的正常流动，随着疾病的进展，逐渐出现心脏结构改变及功能失常。

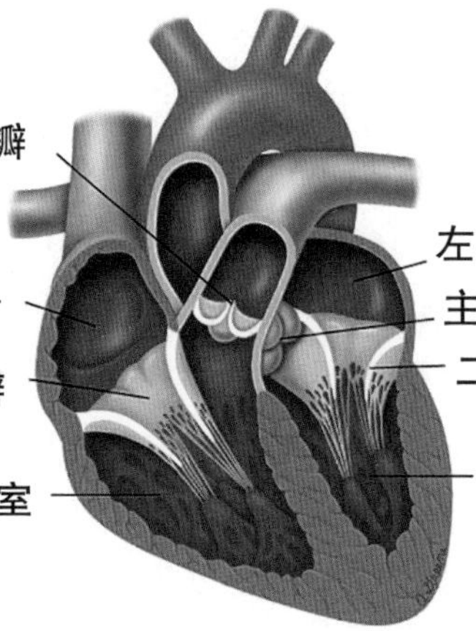

图 3-5-1　正常心脏瓣膜

引自 Uptodate。

心脏瓣膜病的常见病因

心脏瓣膜病的常见病因包括炎症、黏液样变性、先天性畸形、缺血性坏死、退行性改变、创伤等，可以引起单个瓣膜病变，也可以引起多个瓣膜病变，其中风湿热导致的瓣膜损害称为风湿性心脏瓣膜病。近年来，随着生活及医疗条件的改善和人口老龄化进程的加速，风湿性心脏瓣膜病患病率降低，退行性瓣膜病成为老年人最为常见的心脏瓣膜病。

心脏瓣膜病的临床表现

心脏瓣膜病多呈现为缓慢进展的过程，在病变早期可无临床症状，随着疾病的进展，常见活动时心慌、气短、疲乏、倦怠、呼吸困难（劳力性呼吸困难）、静息状态下呼吸困难及夜间阵发性呼吸困难等，常合并心律失常、心力衰竭、血栓栓塞或感染性心内膜炎等并发症。

二尖瓣狭窄（图 3-5-2）患者最常见的早期症状是呼吸困难，可在运动、情绪激动、妊娠、合并感染或快速性心房颤动时诱发，随着病情进展，表现为日常活动时呼吸困难、静息状态下呼吸困难及夜间阵发性呼吸困难等。咳嗽是另一项常见的临床表现，多在夜间睡眠时及劳动后出现。二尖瓣狭窄早期可出现痰中带血、大量咯血或粉红色泡沫样痰等。血栓栓塞是二尖瓣狭窄的严重并发症，还可出现声音嘶哑、吞咽困难、食欲减退、腹胀、恶心等症状。

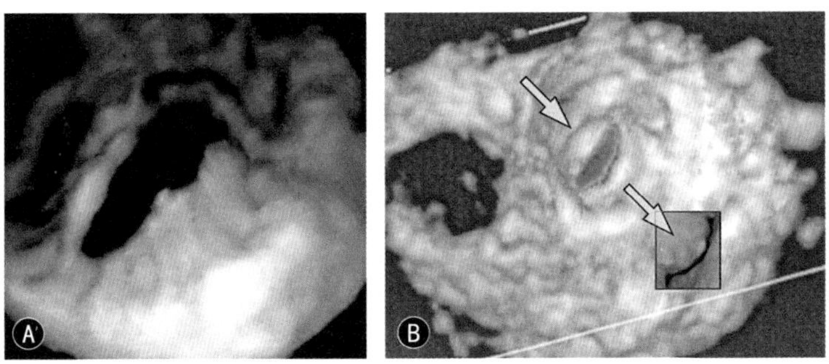

A. 正常二尖瓣；B. 二尖瓣狭窄。

图 3–5–2　三维超声心动图

二尖瓣关闭不全分为急性及慢性，急性二尖瓣关闭不全轻者仅有轻微劳力性呼吸困难，重者可发生急性左心衰竭、肺水肿，甚至心源性休克。慢性二尖瓣关闭不全的症状取决于二尖瓣反流的严重程度及进展速度、左心房大小和肺静脉压、是否合并其他瓣膜损害和冠状动脉疾病等。轻度关闭不全患者多无明显症状，中度及以上关闭不全者可出现乏力、劳力性呼吸困难等，晚期可出现急性肺水肿、咯血、下肢水肿、腹水等。

主动脉瓣狭窄（图 3-5-3）常见症状为劳力性呼吸困难，随病情进展出现夜间阵发性呼吸困难、端坐呼吸，甚至急性肺水肿；

心绞痛是重度主动脉瓣狭窄患者最早出现也是最常见的症状，常由运动诱发，休息及含服硝酸甘油可缓解；晕厥也是主动脉瓣狭窄患者典型的临床表现，部分患者可能仅表现为黑蒙，可为首发症状，多与劳累有关，大多发生于劳动时，少数在休息时发生。呼吸困难、心绞痛和晕厥是典型主动脉瓣狭窄患者的常见三联征。

主动脉瓣关闭（图 3-5-3）不全根据发生速度可分为急性及慢性：慢性主动脉瓣关闭不全可在较长时间无症状，随反流量增大，逐渐出现心悸、心前区不适、头颈部动脉搏动感等。患者心力衰竭的早期可表现为劳力性呼吸困难，随着病情进展，可出现夜间阵发性呼吸困难和端坐呼吸。可有心绞痛发作，改变体位时可出现头晕或眩晕。急性主动脉瓣关闭不全，轻者可无症状，重者可出现突发呼吸困难、不能平卧、全身大汗、咳嗽、咳白色或粉红色泡沫样痰，甚至出现烦躁不安、神志模糊，甚至昏迷及危及生命。

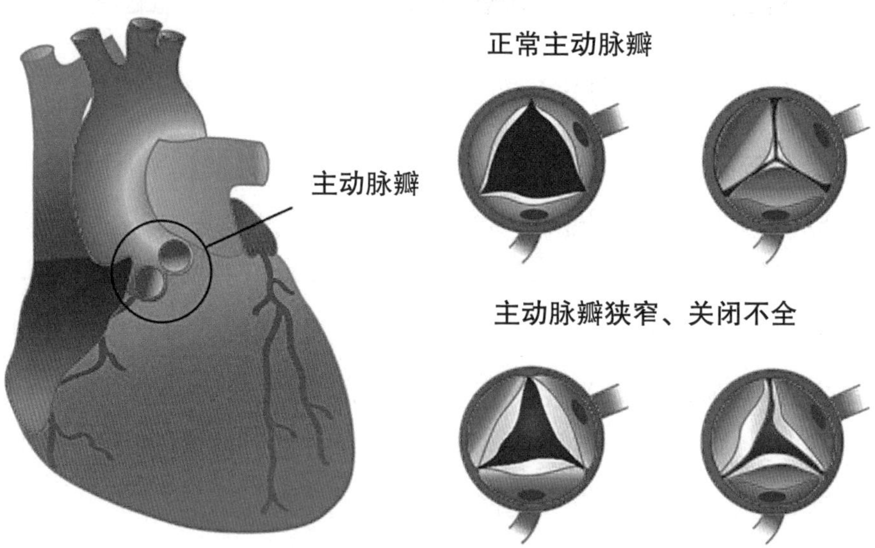

图 3-5-3　主动脉瓣狭窄、关闭不全

怎样诊断心脏瓣膜病?

如果患者出现上述临床症状，需及时来医院就诊，进一步检查明确是否存在心脏瓣膜病。体检发现心脏杂音、超声心动图发现心脏瓣膜病变，是诊断心脏瓣膜病的主要依据。经胸及经食管超声心动图是诊断和评价心脏瓣膜病最敏感可靠的方法，既可以明确心脏瓣膜病变的原因，如风湿性、老年退行性及先天性等，还可以测量各房室腔的大小、室壁厚度、左心室收缩功能、肺动脉压力，以及评估瓣膜狭窄或关闭不全的程度，并检出左心耳及左心房的附壁血栓，对指导手术、介入和药物治疗具有重要价值。心电图及胸部 X 线等可识别心脏扩大、肺部淤血、胸腔积液及心律失常等，辅助心脏瓣膜病诊断。

心脏瓣膜病如何治疗?

心脏瓣膜病的治疗主要包括内科治疗、外科手术治疗和介入治疗，需要结合瓣膜病变严重程度及是否合并心脏扩大、心衰等情况，综合制定治疗方案。

内科治疗

内科治疗的主要目的是控制心衰、心律失常等并发症，预防血栓栓塞事件。应避免劳累和情绪激动、适当限制水及钠盐的摄入、预防感染，对于已经出现水钠潴留等心力衰竭表现者可使用利尿剂，对于出现快速心房颤动者可应用地高辛、β 受体阻滞剂等控制心率，对于有血栓危险和并发症者应使用华法林等抗凝治疗，并使国际标准化比值（international normalized ratio，INR）控制在 2.0 ～ 3.0，合并高血压的患者可选用 ACEI/ARB 类药物控制血压。

外科手术治疗

手术治疗是治疗心脏瓣膜病的重要措施，应在出现不可逆的左心室功能不全之前考虑手术治疗。对于已经出现心力衰竭的患者，应评价手术适应证和禁忌证，争取手术治疗的机会。手术方式包括瓣膜成形 / 修复术和瓣膜置换术两种。瓣膜成形 / 修复术是保留患者原有的瓣膜结构，修复病变的瓣膜，使其恢复相对正常的结构和功能；瓣膜置换术是指采用人工机械瓣或人工生物瓣替换病变的瓣膜，机械瓣持久性更高，但潜在血栓栓塞风险更高，需终身抗凝；生物瓣血栓发生率相对低，不需终身抗凝，使用寿命平均为 10 ～ 15 年。

介入治疗

近年来，经导管主动脉瓣置换术用于治疗主动脉瓣狭窄、经皮介入二尖瓣钳夹术用于治疗二尖瓣关闭不全等介入治疗的临床适应证不断拓宽，由于创伤小，术后恢复快，越来越多用于高龄老年及外科手术高风险患者。

（王茜婷，刘梅林）

参考文献

1. VAHANIAN A，BEYERSDORF F，PRAZ F，et al. 2021 ESC/EACTS Guidelines for the management of valvular heart disease. Eur Heart J，2022，43（7）：561-632.
2. CHANDRASHEKHAR Y，WESTABY S，NARULA J. Mitral stenosis. Lancet，2009，374（9697）：1271-1283.
3. ZAKKAR M，BRYAN A J，ANGELINI G D. Aortic stenosis：diagnosis and management. BMJ，2016，355：i5425.

第六节 周围动脉疾病

什么是周围动脉疾病？

周围动脉疾病是指除冠状动脉以外的主动脉及其分支动脉的疾病，包括主动脉、锁骨下动脉、颈动脉、椎动脉、肾动脉和肠系膜动脉等。

哪些人容易患周围动脉疾病？

周围动脉疾病常发生于 50 岁以后，65 岁以后患病率呈指数增长，80 岁以后患病率可达 20% 以上。危险因素包括吸烟、糖尿病、高血压、血脂异常、久坐不动的生活方式、慢性肾脏病等。合并糖尿病的周围动脉疾病更常累及远端动脉、合并神经病变，感染和截肢的风险更高，整体预后更差。此外，某些炎症标志物（如高敏 C- 反应蛋白、纤维蛋白原、白介素 -6）与周围动脉疾病的发生、发展及并发症的风险增加有关。系统性红斑狼疮、类风湿性关节炎、艾滋病等免疫相关疾病也增加周围动脉疾病发生的风险。

哪些情况要警惕周围动脉疾病？

周围动脉疾病患者症状的轻重与缺血的严重程度有关，在疾病早期大多数患者可能没有任何症状，或将症状错认为是衰老的表现。以下人群需警惕周围动脉疾病，并就医以进一步评估。

1. 行走障碍 / 间歇性跛行：行走时腿部疼痛，休息时疼痛消失；腿部麻木或无力；腿部或足部溃疡或疼痛，无法痊愈；腿脚发凉；腿或足部皮肤颜色变化，毛发或肌肉萎缩；足背动脉搏动减弱或无法触及。

2. 静息时下肢疼痛（包括足部）。

3. 四肢伤口愈合不良。

4. 上肢活动时疼痛，经常伴有眩晕。

5. 双臂血压值差异较大或无法触及桡动脉搏动。

6. 腹痛，尤其是进食后腹痛，常伴有体重下降。

7. 高血压短期内恶化或难以控制。

8. 活动相关的胸痛或呼吸困难。

9. 有心血管病家族史（冠状动脉疾病、脑血管疾病、主动脉瘤、周围动脉疾病等）、早发心血管疾病家族史（一级亲属男性＜ 55 岁或女性＜ 65 岁）。

10. 合并危险因素：高血压、糖尿病、血脂异常、吸烟、心血管病病史、慢性肾脏疾病、久坐、不良饮食习惯、癌症放疗史等。

如何诊断周围动脉疾病?

★踝肱指数（ankle brachial index，ABI）测定

ABI 是踝部动脉（胫后动脉或足背动脉）与肱动脉收缩压的比值，是诊断周围动脉疾病的无创评估工具。通常认为，ABI 为 0.9 ～ 1.3 可排除有临床意义的外周动脉疾病，ABI ≤ 0.9 结合跛行症状或肢体缺血体征可以诊断外周动脉疾病，ABI 介于 0.4 ～ 0.9 提示有轻中度下肢动脉狭窄，ABI ＜ 0.4 提示存在严重

的下肢动脉狭窄，甚至闭塞性病变；ABI ＞ 1.4 提示动脉硬化，常见于老年尤其是糖尿病或慢性肾脏病的患者。

★ 血管多普勒超声（duplex ultrasound，DUS）

DUS 通常是血管影像学的基础检查，具有无创、简便、可重复的优点，可显示血管病变的部位、范围、严重程度和斑块特征，通过血流速度评估病变严重程度。

★ 计算机体层成像血管造影（computed tomography angiography，CTA）

CTA 有助于判断血管狭窄部位、狭窄程度和血管钙化情况。CTA 的缺点是存在放射辐射、造影剂过敏及肾损伤风险。

★ 磁共振血管成像（magnetic resonance angiography，MRA）

MRA 可显示血管病变部位与狭窄程度。与 CTA 相比，MRA 不需要碘造影剂，无放射辐射，软组织分辨率更高。增强 MRA 需注射钆造影剂，对血管狭窄、动脉瘤的诊断更有优势。禁忌证包括起搏器和植入型心律转复除颤器、幽闭恐惧症和严重的慢性肾脏病。

★ 数字减影血管造影（digital subtraction angiography，DSA）

DSA 是诊断周围动脉疾病的 " 金标准 "，可以准确显示病变部位、范围和程度。由于 DSA 为有创检查，通常用于明确诊断并进行介入治疗。

如何治疗周围动脉疾病?

周围动脉疾病患者治疗的主要目的在于减轻症状，降低心脑血管疾病的发病风险，减少并发症的发生。治疗方法主要包括针对危险因素的治疗、药物治疗、手术治疗和康复治疗。

危险因素治疗

周围动脉疾病患者应保持健康生活方式，均衡饮食、戒烟、控制体重、坚持有氧运动，使血脂、血压、血糖水平达标。建议 LDL-C 水平应降至 1.8 mmol/L 以下或降幅≥ 50%。对于高血压合并周围动脉疾病的患者，如能耐受，建议控制血压＜ 130/80 mmHg。合并糖尿病的患者应加强自我防护意识、注意日常足部护理，减少外伤。

药物治疗

★抗血小板药物

抗血小板药物主要通过抑制血小板活化、聚集、黏附等作用预防血栓形成。建议有症状的周围动脉疾病患者使用抗血小板药物治疗。

颈动脉、锁骨下动脉及椎动脉疾病：不论是否有症状，建议使用阿司匹林或氯吡格雷单药长期抗血小板治疗。对于置入颈动脉支架、有症状的颈动脉狭窄患者（如卒中、短暂性脑缺血发作），服用双联抗血小板治疗药物（阿司匹林 + 氯吡格雷或替格瑞洛）。

主动脉疾病：建议长期使用阿司匹林或氯吡格雷治疗。如发生栓塞事件，建议进行双联抗血小板或抗凝药物治疗。

下肢动脉疾病：对于慢性症状稳定的下肢动脉疾病或血运重建治疗（外科手术或腔内治疗）患者，若出血风险低，可联合应用低剂量阿司匹林和利伐沙班（2.5 mg / 次，2 次 / 日）。

肾动脉、肠系膜动脉疾病：可使用阿司匹林或氯吡格雷降低心血管风险。在肾动脉或肠系膜动脉支架置入术后，建议至少进行 1 个月的双联抗血小板治疗。

抗凝药物（如华法林、利伐沙班、艾多沙班、达比加群等）

联合抗血小板药物增加出血风险，不建议服用标准抗凝药物治疗的患者联合抗血小板治疗，近期进行经皮血运重建手术的患者应考虑联合用药。

★扩血管药物

通过扩张血管改善下肢缺血造成的间歇性跛行、静息痛等症状。主要包括 CCB 类药物、磷酸二酯酶抑制剂西洛他唑、前列腺素类药物、血管紧张素转换酶抑制剂和血管紧张素受体拮抗剂等。

手术治疗

对于药物治疗后症状无明显改善、日常生活质量显著降低的患者，可以考虑通过血运重建手术治疗，包括经皮血管介入治疗如球囊扩张、支架置入术和外科血管旁路手术，后者远期疗效较好，但手术时间长、创伤大。随着介入技术和器械的发展，多数指南推荐经皮血管介入治疗可作为周围动脉疾病的一线治疗方案。传统外科手术治疗可作为血管解剖差、无法进行血管腔内手术、可耐受手术患者的替代治疗方案。

康复治疗

通过规律有氧运动，促进血管侧支循环形成，可改善周围动脉疾病患者的症状和生活质量，并有助于控制血压、血糖和血脂。运动治疗应根据患者的具体情况制定方案，常规的方案为每次步行 30 ～ 45 分钟，至少 3 次 / 周，持续 12 周。但对于重度缺血尤其合并溃疡或坏疽、无法耐受行走运动的患者，不推荐常规进行运动治疗。

附：特殊的外周动脉疾病——主动脉瘤和主动脉夹层

主动脉瘤并不是“肿瘤”，是指主动脉的病理性扩张，按照累及部位可分为胸主动脉瘤和腹主动脉瘤（图 3-6-1）。《2022 美国心脏病学会 / 美国心脏协会主动脉疾病诊断和管理指南》对主动脉瘤的定义：病变管径超过正常管径的 1.5 倍以上（升主动脉瘤需满足管径＞ 40 mm）。《腹主动脉瘤诊断和治疗中国专家共识（2022 版）》定义为：腹主动脉局限性扩张≥ 50% 正常动脉直径，腹主动脉直径＞ 30 mm，临床可诊断为腹主动脉瘤。主动脉瘤初期一般没有症状，具有较强的隐匿性，较大瘤体压迫侵蚀周围组织器官，可能出现胸背疼痛、腰腹疼痛、咳嗽、气短、声音嘶哑、吞咽困难等症状，体检可发现局部搏动性膨凸、收缩期震颤和血管杂音。超声心动图、血管超声、CT、MRI 是常用的重要诊断评估手段。若能早期发现主动脉瘤，瘤体较小而且扩张趋势不明显，可采取降压、降脂等控制危险因素的药物保守治疗，并定期进行监测。如合并附壁血栓，可以考虑抗凝治疗。如果瘤体较大、快速生长或者有破裂风险，手术是最佳的治疗方法，手术方式包括传统外科手术、经皮介入治疗、杂交手术。胸－腹主动脉瘤可在没有征兆的情况下破裂出血，病情凶险，死亡率极高。

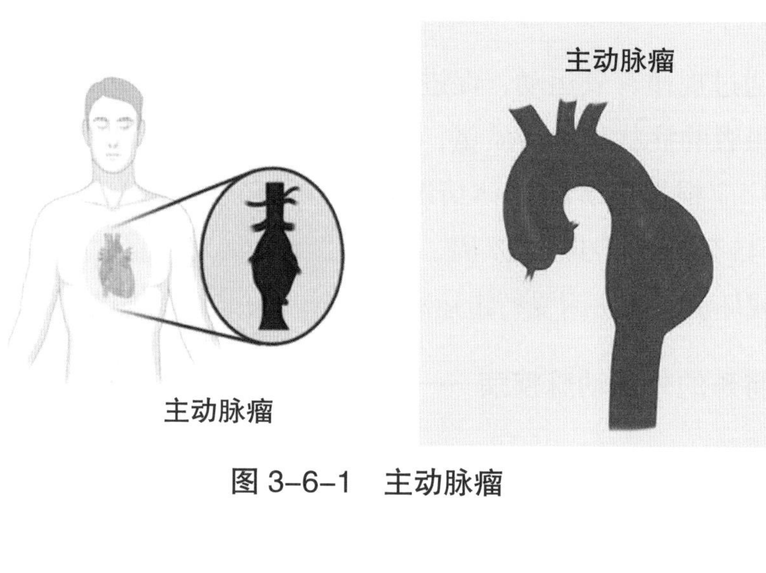

图 3-6-1　主动脉瘤

主动脉夹层是指主动脉的内膜产生破口，血液突破到中膜层，将主动脉撕裂分层，血管腔被分隔为真腔和假腔，整个血管壁只剩外膜包裹，一旦外膜无法承受血液的压力发生破裂，将危及生命。按照主动脉夹层累及的范围分为 A、B 两种类型（Stanford 分型）（图 3-6-2），其中 A 型主动脉夹层累及升主动脉，是最为凶险的类型。主动脉夹层最主要的症状是胸背部或腹部疼痛，多数患者为“难以忍受的撕裂样疼痛”，同时还可能伴发大汗淋漓、恶心、呕吐、腹胀、腹泻、黑便、晕厥等表现。CTA 检查是确诊主动脉夹层的首选检查手段。一旦确诊主动脉夹层，初步治疗的原则是镇痛、控制心率和血压。累及升主动脉的 A 型主动脉夹层应考虑外科手术治疗，B 型主动脉夹层可考虑介入治疗。高血压是主动脉夹层最重要的危险因素，严格控制血压及其他危险因素是重要的预防措施。

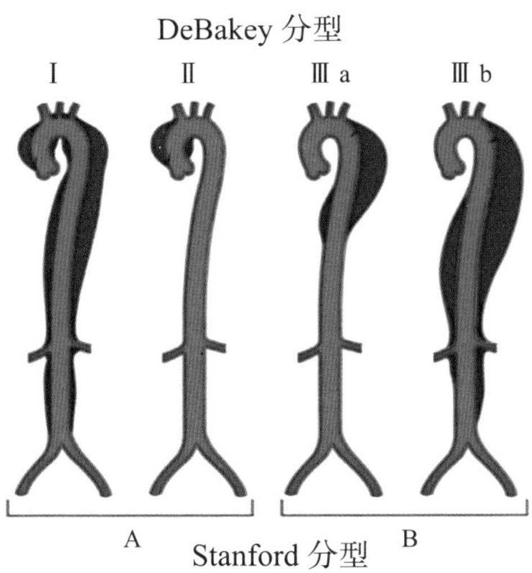

图 3-6-2　主动脉夹层分类示意

主动脉瘤破裂或发生主动脉夹层时，可导致胸背部或腹部剧烈疼痛，可能伴有面色苍白、出汗、晕厥等表现，不要轻易移动患者，应尽快拨打120急救电话，按照专业人员指导进行抢救。

（诸葛瑞琪，刘梅林）

参考文献

1. ABOYANS V，RICCO J B，BARTELINK M E L，et al. 2017 ESC Guidelines on the Diagnosis and Treatment of Peripheral Arterial Diseases，in collaboration with the European Society for Vascular Surgery（ESVS）：Document covering atherosclerotic disease of extracranial carotid and vertebral，mesenteric，renal，upper and lower extremity arteries. Eur Heart J，2018，39（9）：763-816.
2. TASC STEERING COMMITTEE，JAFF M R，WHITE C J，et al. An Update on Methods for Revascularization and Expansion of the TASC Lesion Classification to Include Below-the-Knee Arteries：A Supplement to the Inter-Society Consensus for the Management of Peripheral Arterial Disease（TASC II）. J Endovasc Ther，2015，22（5）：663-677.
3. ABOYANS V，BAUERSACHS R，MAZZOLAI L，et al. Antithrombotic therapies in aortic and peripheral arterial diseases in 2021：a consensus document from the ESC working group on aorta and peripheral vascular diseases，the ESC working group on thrombosis，and the ESC working group on cardiovascular pharmacotherapy. Eur Heart J，2021，42（39）：4013-4024.
4. ISSELBACHER E M，PREVENTZA O，HAMILTON BLACK J 3RD，et al. 2022 ACC/AHA Guideline for the Diagnosis and Management of Aortic Disease：A Report of the American Heart Association/American College of Cardiology Joint Committee on Clinical Practice Guidelines. Circulation，2022，146（24）：e334-e482.
5. FAROTTO D，SEGERS P，MEURIS B，et al. The role of biomechanics in aortic aneurysm management：requirements，open problems and future prospects. J Mech Behav Biomed Mater，2018，77：295-307.

6. WANG Y，GAO P，LI F，et al. Insights on aortic aneurysm and dissection：Role of the extracellular environment in vascular homeostasis. J Mol Cell Cardiol，2022，171：90-101.

第七节 高血压

高血压是心脑血管疾病的主要危险因素，血压升高会带来一系列临床综合征。我国现有高血压患者约 2.7 亿，近年来患病率呈增长趋势。目前，知晓率、治疗率和控制率处于较低水平。因此，增加对高血压危害的认识，通过高血压防控减轻靶器官损害、降低心血管事件发生率及死亡率有重要的社会意义。

高血压的疾病知识

高血压的易患人群

（1）我国北方是高血压的高发地区。

（2）随着年龄增加，高血压的患病率增加。

（3）绝经期女性高血压患病率增加。

（4）有高血压家族史者。

（5）高盐饮食、吸烟、超重或肥胖者。

（6）长期精神紧张、缺乏运动者。

高血压的分类

高血压分为原发性高血压和继发性高血压。

（1）原发性高血压是最常见的高血压类型，病因不明确。

（2）继发性高血压的常见病因为肾实质性疾病、肾动脉狭窄、嗜铬细胞瘤、原发性醛固酮增多症、睡眠呼吸暂停综合征等。

高血压发病年龄较轻、血压在短时间内突然升高、原有高血压突然加重、应用多种降压药物治疗效果不佳、以往有肾脏病或大动脉炎病史等患者需排查继发性高血压。

高血压的临床表现

高血压的常见症状

高血压患者多有头晕、头痛、颈后部疼痛、心悸等症状，也可表现为失眠、健忘、注意力不集中，少数患者可能出现视物模糊、鼻出血等，部分患者无任何不适症状，仅在偶测血压时发现血压升高。

长期血压高的危害

如果血管长期处于高压力状态，就会像橡胶管老化一样逐渐僵硬、失去弹性，最终发生全身血管病变、心脑血管事件甚至死亡。

（1）导致脑供血不足、脑血栓、脑出血。

（2）导致心血管疾病，包括冠心病、心力衰竭、外周血管疾病。

（3）导致慢性肾功能不全、视物模糊等。

高血压的诊断与检查

高血压的诊断

高血压的诊断主要根据安静状态下非同日 3 次以上的血压测

定值。血压≥140/90 mmHg即可诊断高血压；收缩压（俗称高压）≥140 mmHg，舒张压（俗称低压）≤90 mmHg，为单纯收缩期高血压。

对于服用降压药疗效不佳的患者，应寻找原因，排除继发性高血压。

高血压患者的检查

为了评估高血压患者靶器官是否受损，需进行下列检查。

（1）心电图、超声心动图及胸部X线：评估高血压对心脏的影响。

（2）眼底检查：了解是否有高血压相关的眼底血管改变。

（3）血肌酐、尿常规、尿微量蛋白、肌酐清除率检查：了解有无肾脏损害。

（4）血液生化检查：了解肝肾功能、血脂水平、血糖水平、尿酸水平等。

（5）血肾素、血管紧张素、醛固酮、儿茶酚胺水平、甲状腺功能、肾脏及肾上腺B超、睡眠呼吸监测等：除外继发性高血压。

（6）头颈及四肢血管超声、踝肱指数（ABI）检查：评估血管功能状态。

（7）动态血压检测：了解血压的日常状态及昼夜变化规律。

高血压的治疗

高血压的非药物治疗

改变生活方式是高血压治疗中简单、有效、经济的基本治疗方法（表3-7-1）。降低血压的生活方式包括限制食盐摄入，平衡膳食，限制饮酒，戒烟、避免二手烟，减轻体重，坚持规律有氧运动，减轻精神压力，保持心理健康。

表 3-7-1　改变生活方式对血压的影响*

改变生活方式	建议	收缩压降低范围
减重	维持理想体重（BMI 为 18.5 ～ 24.9 kg/m²）	5 ～ 20 mmHg（每下降 10 kg 体重）
DASH①饮食	多摄入水果、蔬菜及低脂奶	8 ～ 14 mmHg
限盐	不超过 6 g 食盐	2 ～ 8 mmHg
锻炼	规律有氧运动，如快步走（每周5次，每次30分钟）	4 ～ 9 mmHg
中等量饮酒	每日饮酒不超过 2 饮，女性和低体重者每日饮酒不超过 1 饮②	2 ～ 4 mmHg

注：* 摘自《美国高血压防治指南》(JNC8)。
①DASH，终止高血压的膳食；② 1 饮，约为啤酒 350 mL，葡萄酒 125 mL。

★减轻体重

减轻体重可降低血压，同时改善胰岛素抵抗、糖尿病、血脂异常和左心室肥厚。

标准体重（kg）= 身高（cm）–105，超过标准体重的 10% 为超重，超过 20% 为肥胖。

体重指数（BMI）= 体重（kg）/ 身高^2（m^2），BMI 在 24 ～ 27.9 kg/m^2 为超重，超过 28 kg/m^2 为肥胖。

★采用 DASH 饮食

DASH 饮食主要包括：强调水果、蔬菜及低脂奶摄入，适当增加全麦食品、禽类、鱼肉和坚果的摄入；减少脂肪、畜肉和含糖饮料的摄入。

★低盐饮食

提倡高血压患者每日食盐的摄入量应在 6 g 以下，限盐的主要措施包括：尽可能减少烹调用盐，使用可定量的盐勺；减少味精、酱油等含盐的调味品用量；少食含盐量高的食品，如咸菜、火腿、香肠等；增加蔬菜和水果的摄入。

★增加体力活动

提倡每周进行至少 5 天、每天 30 分钟的规律有氧运动，应根据个体特点选择运动的种类、强度、频度和时间。

★限制饮酒

大量饮酒引起血压升高，建议男性每日饮酒不超过 2 饮（1 饮，约为啤酒 350 mL，葡萄酒 125 mL），女性每日饮酒不超过 1 饮。

★戒烟、避免二手烟

高血压患者应戒烟并避免吸入二手烟。

高血压的药物治疗

常用的口服降压药物包括利尿剂、钙通道阻滞剂（CCB）、血管紧张素转换酶抑制剂（ACEI）、血管紧张素受体阻滞剂（ARB）及 β 受体阻滞剂、α 受体阻滞剂。

★利尿剂

利尿剂价格便宜、降压效果好，尤其适用于合并心力衰竭、水肿的老年高血压患者。常用的有氢氯噻嗪、吲达帕胺、安体舒通（螺内酯）等。长期大量应用利尿剂可引起糖脂代谢异常、电解质紊乱，应定期监测肾功能及电解质变化。

★CCB

常用二氢吡啶类 CCB 药物包括氨氯地平、贝尼地平、非洛地平、硝苯地平等。主要不良反应：心率加快、面部潮红、头疼、下肢水肿、腹胀、便秘等。

非二氢吡啶类 CCB 药物包括维拉帕米、地尔硫卓，可抑制房室传导及心肌收缩力，减慢心率，慎用于心功能不全、心脏房室传导异常及病态窦房结综合征患者。

★ ACEI/ARB

ACEI 适用于高血压合并心力衰竭、冠心病、糖尿病、慢性肾脏病及蛋白尿的患者。常用的有培哚普利、雷米普利、贝那普利、福辛普利、依那普利、咪达普利、卡托普利等。最常见的不良反应是干咳，可导致血钾升高，应监测血钾、肾功能。

ARB 引起干咳的不良反应较 ACEI 少，常用的有坎地沙坦、缬沙坦、氯沙坦、厄贝沙坦、替米沙坦、奥美沙坦酯等。不良反应：可导致血钾升高，应监测血钾、肾功能。

血管紧张素受体–脑啡肽酶抑制剂（ARNI）（沙库巴曲缬沙坦）适用于高血压合并心力衰竭患者。不良反应：可导致血钾升高，应监测血钾、肾功能。

★ β 受体阻滞剂

β 受体阻滞剂适用于心率较快的高血压或合并冠心病、慢性心力衰竭患者的治疗。常用的有美托洛尔、比索洛尔、卡维地洛、阿罗洛尔、阿替洛尔等。β 受体阻滞剂禁用于支气管哮喘急性期、Ⅱ度及Ⅲ度以上房室传导阻滞、病态窦房结综合征的患者。

★ α 受体阻滞剂

不作为一线降压药，优先用于存在前列腺增生症状的高血压患者。常用的有特拉唑嗪、多沙唑嗪等。常见的不良反应是直立性低血压，应从小剂量开始、睡前服用，根据患者的疗效逐渐调整剂量，并监测立卧位血压。

小贴士

如何选择降压药？

应根据患者的个体特点选择降压药。

✓ 合并心力衰竭的患者首选 ARNI、β 受体阻滞剂、ACEI 或 ARB、利尿剂治疗。
✓ 合并冠心病（心绞痛或心肌梗死）的患者首选 β 受体阻滞剂、ACEI 或 ARB。
✓ 合并糖尿病肾病的高血压患者首选 ACEI 或 ARB。

服用降压药时注意什么？

✓ 从小剂量开始，并根据疗效逐步调整剂量，必要时可 2 种或 2 种以上药物联合应用。
✓ 降压药物疗效不佳或血压明显波动时，应及时就诊。
✓ 不提倡频繁换药，服用降压药 2 ~ 3 周后疗效不佳时可在医生指导下调整治疗药物。
✓ 大幅度的血压波动可导致心脑血管事件，降压速度不宜太快，提倡选用长效制剂。

高血压的控制目标

高血压患者的血压控制目标为＜ 140/90 mmHg，如能耐受可降至 130/80 mmHg 以下，≥ 80 岁高龄老年人若能够耐受血压可降低至 140/80 mmHg 以下。应根据患者具体情况个体化调整血压控制目标，治疗过程中需监测血压变化及有无心、脑、肾灌注不足的临床表现，在强调降压达标的同时，应避免过度降压及过大波动。

高血压的监测

高血压患者应密切监测血压水平变化，血压测量包括诊室血压测量、动态血压监测和家庭自测血压。建议记录每次测量的收缩压、舒张压、心率、测量时间，便于医生调整降压治疗方案。

特殊人群高血压管理

老年人高血压

★老年人高血压的临床特点

以收缩压增高为主、脉压增大；血压波动大，易发生直立性低血压和餐后低血压，常见血压昼夜节律异常；多见诊室高血压；继发性高血压、隐匿性高血压容易漏诊；可见假性高血压。

★老年人降压治疗注意事项

老年高血压治疗的主要目标是保护靶器官，最大限度地减少心脑血管事件和死亡的风险。降压治疗过程中需监测血压变化及有无心、脑、肾灌注不足的临床表现。老年患者降压治疗强调收缩压达标，降压药物从小剂量开始，在患者能耐受的前提下逐步降压达标，避免过快、过度降低血压。治疗方案因人而异，根据个体特点选择降压药物；治疗过程中监测立位血压，重视家庭自测血压及 24 小时血压监测。

高血压合并糖尿病

高血压可加重糖尿病引起的靶器官损害，高血压合并糖尿病患者更容易发生心、脑血管事件和周围血管病。因此，应严格控制血压（＜130/80 mmHg）并积极控制血糖。运动和减轻体重等非药物治疗不仅有降压作用，还能改善组织对胰岛素的敏感性，减少胰岛素和口服降糖药的剂量。

睡眠呼吸暂停综合征相关的高血压

它与睡眠呼吸暂停导致血氧饱和度下降、二氧化碳浓度升高、心率波动有关，常表现为睡眠时或睡醒后血压升高，长期可造成周围小动脉管壁肥厚、管腔狭窄，导致血压升高并可伴发心律失常等心血管疾病。此类高血压患者经及时治疗睡眠呼吸暂停后，多数患者的血压可明显下降，甚至恢复正常。

特别提示

家庭中应选择什么样的血压计?

推荐使用臂式家用自动电子血压计，不推荐腕式血压计、水银柱血压计进行家庭血压监测。

测量血压时的注意事项

先保持安静状态 5 分钟后再进行测量，测量时应取坐姿（图 3-7-1）。

测量血压时，被测者不要说话，不要移动手臂或身体。

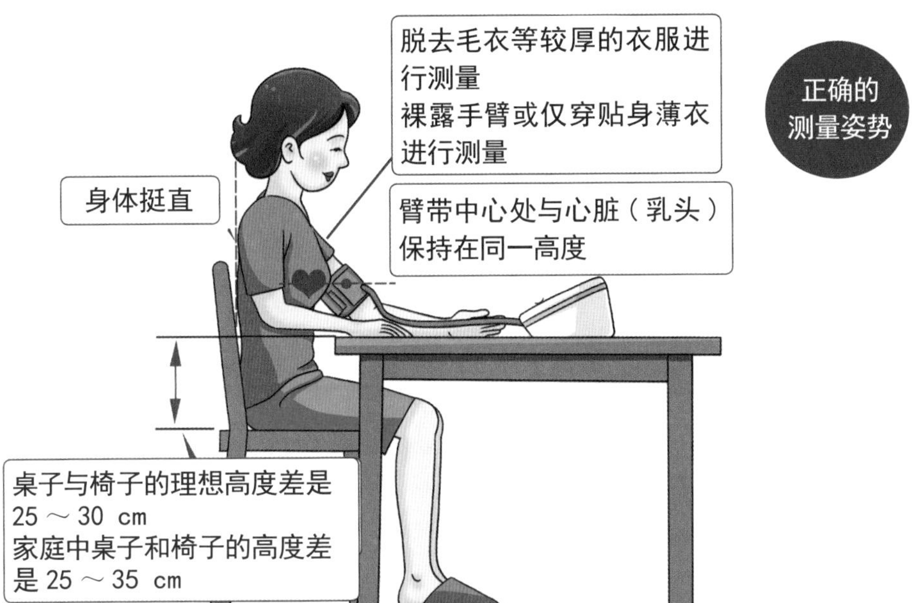
脱去毛衣等较厚的衣服进行测量
裸露手臂或仅穿贴身薄衣进行测量
正确的测量姿势
身体挺直
臂带中心处与心脏（乳头）保持在同一高度
桌子与椅子的理想高度差是25～30 cm
家庭中桌子和椅子的高度差是25～35 cm

图 3-7-1　全自动臂式血压计的使用方法

为什么不同时间测量的血压不同?

不同时间测量的血压往往不同，有时差异相当大，可能与被测者自身血压波动、外界环境因素影响或测量误差有关。血压有周期性变化的特性，随情绪、季节、环境波动。

血压还可因吸烟、酒精、含咖啡因饮料等的影响而发生变化，测量血压时必须避免上述因素的影响。不能仅凭一次测量的血压值确定是否为高血压，应在舒适安静的环境和准确的操作下重复测量，才能得出血压准确数值。

如果医院的血压测量值高于家中测量值，经核对家中测量方法可靠时，称为“白大衣高血压”（或“诊室高血压”），这时应以家中测量的血压为准。

高血压需要终身治疗吗?

高血压患者常需要终身服用降压药物，有效控制血压才能减少并发症、改善远期预后。若血压降至正常范围，可根据血压变化调整降压药剂量和种类，避免血压过低。建议每年进行全面体检，监测降压药物的治疗效果、不良反应、是否出现并发症及靶器官损害。

血压“晨峰现象”

部分高血压患者表现为清晨血压升高，称为“晨峰血压”，减少“晨峰血压”对于预防心脑血管事件至关重要。可通过以下措施控制“晨峰血压”。

（1）尽量使用长效降压药物。

（2）注意每天早晨起床后尽快服用降压药物。

（3）夜间和清晨血压难于控制者，可在睡前服药。

（4）晨起后测血压，如发现清晨血压升高，应寻找原因、及时就诊并调整降压方案。

直立性低血压

（1）直立性低血压是指从卧位改变为直立体位的 3 分钟内，收缩压下降≥ 20 mmHg 或舒张压下降≥ 10 mmHg，同时伴有头晕或晕厥等脑循环灌注不足的症状。

（2）易发人群：失水过多、液体入量不足，服用利尿剂、扩血管药物，自主神经调节障碍、平时活动少、长期卧床的患者。

（付志方，刘梅林）

参考文献

1. 中国高血压防治指南修订委员会，高血压联盟（中国）中华医学会心血管病学分会，中国医师协会高血压专业委员会 . 中国高血压防治指南（2018 年修订版）. 中国心血管杂志，2019，24（1）：24-56.
2. 中国老年学和老年医学学会心脑血管病专业委员会，中国医师协会心血管内科医师分会 . 老年高血压的诊断与治疗中国专家共识（2017 版）. 中华内科杂志，2017，56（11）：885-893.
3. 中国老年医学学会高血压分会，国家老年疾病临床医学研究中心中国老年心血管病防治联盟 . 中国老年高血压管理指南2019. 中国心血管杂志，2019，24（1）：1-23.
4. JAMES P A，OPARIL S，CARTER B L，et al. 2014 evidence-based guideline for the management of high blood pressure in adults：report from the panel members appointed to the Eighth Joint National Committee（JNC 8）. JAMA，2014，311（5）：507-520.

第八节 血脂异常

血脂和血脂异常

血脂是血清中所有脂类物质的总称，包括胆固醇、甘油三酯和类脂（磷脂）等。血脂不溶于水，必须与特殊的蛋白质即载脂蛋白（Apo）结合形成脂蛋白才能溶于血液，被运输至组织进行代谢。脂蛋白包括乳糜微粒（CM）、极低密度脂蛋白（VLDL）、中间密度脂蛋白（IDL）、低密度脂蛋白（LDL）、高密度脂蛋白（HDL）和脂蛋白 a[Lp（a）]。

临床主要的血脂检测项目包括总胆固醇（TC）、甘油三酯（TG）、高密度脂蛋白胆固醇（HDL-C）、低密度脂蛋白胆固醇（LDL-C）及载脂蛋白 A（Apo A）、载脂蛋白 B（Apo B）和 Lp（a）。TC 减去 HDL-C 即为非 HDL-C。

血脂异常又称为高脂血症，分为高胆固醇血症、高甘油三酯血症、混合型高脂血症和低 HDL-C 血症。部分血脂异常继发于系统性疾病，如甲状腺功能异常、肾病综合征、肝脏疾病，也可由某些药物引起如糖皮质激素、长时间服用较大剂量的利尿剂和 β 受体阻滞剂等药物。

血脂异常的检测

血脂异常患者常无症状，常在血脂检测时发现。建议＜ 40 岁成年人每 2 ～ 5 年、≥ 40 岁成年人至少每年进行 1 次血脂检测

（包括 TC、LDL-C、HDL-C 和 TG）；动脉粥样硬化性心血管疾病（atherosclerotic cardiovascular disease，ASCVD）及高危人群应根据个体化防治的需求进行血脂检测；上述人群应至少检测 1 次 Lp（a）；家族性高胆固醇血症（familial hypercholesterolemia，FH）患者的一级和二级亲属应进行血脂筛查，增加 FH 的早期检出率。

血脂筛查的重点人群：①有 ASCVD 病史者；②存在多项 ASCVD 危险因素（如高血压、糖尿病、肥胖、吸烟）的人群；③有早发 ASCVD 家族史者（指男性一级直系亲属在 55 岁前或女性一级直系亲属在 65 岁前患 ASCVD），或有家族性高脂血症者；④皮肤或肌腱黄色瘤及跟腱增厚者。

血脂异常的诊断

ASCVD 风险不同人群，血脂指标的合适水平和升高的判断标准不同。对于 ASCVD 低危人群，根据主要血脂指标进行分层，标准见表 3-8-1。

表 3-8-1 中国 ASCVD 一级预防低危人群主要血脂指标的参考标准

分类	TC（mmol/L）	LDL-C（mmol/L）	HDL-C（mmol/L）	TG（mmol/L）	非 HDL-C（mmol/L）	LP（a）（mg/L）
理想水平	—	＜ 2.6	—	—	＜ 3.4	—
合适水平	＜ 5.2	＜ 3.4	—	＜ 1.70	＜ 4.1	＜ 300
边缘升高	≥ 5.2 且 ＜ 6.2	≥ 3.4 且 ＜ 4.1	—	≥ 1.7 且 ＜ 2.3	≥ 4.1 且 ＜ 4.9	—
升高	≥ 6.2	≥ 4.1	—	≥ 2.3	≥ 4.9	≥ 300
降低	—	—	＜ 1.0	—	—	—

摘自《中国血脂管理指南（2023 年）》。
注：表中所列数值是干预前空腹 12 小时测定的血脂水平。

血脂异常的综合评估

血脂异常的危害

血脂异常时脂质在血管壁上沉积并形成斑块，称为动脉粥样硬化。斑块破裂后在血管局部诱发血栓、血管痉挛，使血管完全或部分堵塞，导致血流变慢甚至中断，相应供血部位会出现组织缺血或坏死的表现，引发心血管事件。病变发生在冠状动脉，可表现为心绞痛、心肌梗死甚至猝死；病变发生在脑血管，可表现为短暂性脑缺血发作、卒中。血脂异常还可导致脂肪肝、周围血管病、老年痴呆等。

LDL-C 水平越高，ASCVD 的风险越高，LDL-C 是首要降脂靶点。非 HDL-C 包含了致动脉粥样硬化脂蛋白的胆固醇水平，是评估合并高甘油三酯血症、糖尿病、肥胖及 LDL-C 低的极高危等患者 ASCVD 风险的重要指标。

高 TG 可能通过影响 LDL 或 HDL 的结构而增强致动脉粥样硬化的作用，在危险分层时作为 ASCVD 风险增加的危险因素。此外，高 TG 还可导致胆石症、胰腺炎等疾病。

血脂异常的评估

基于个体是否患 ASCVD、所合并的心血管危险因素和血脂水平进行评估，对血脂异常患者进行心血管危险分层，治疗也根据个体的疾病及危险因素情况决定。ASCVD 总体风险评估流程见图 3-8-1。

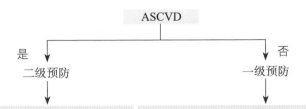

ASCVD

是 → 二级预防

否 → 一级预防

二级预防：

超高危人群：发生过≥2次严重ASCVD事件或发生过1次严重ASCVD事件，且合并≥2个高危险因素

严重ASCVD事件：
（1）近期ACS病史（<1年）；
（2）既往心肌梗死病史（除上述ACS以外）；
（3）缺血性脑卒中史；
（4）有症状的周围血管病变，既往接受过血运重建或截肢

高危险因素：
（1）LDL-C ≤ 1.8 mmol/L，再次发生严重的ASCVD事件；
（2）早发冠心病（男<55岁，女<65岁）；
（3）家族性高胆固醇血症或基线LDL-C ≥ 4.9 mmol/L；
（4）既往有CABG或PCI史；
（5）糖尿病；
（6）高血压；
（7）CKD 3～4期；
（8）吸烟

极高危人群：不符合超高危标准的其他ASCVD患者

一级预防：

符合下列任意条件者，可直接列为高危人群，无须进行10年ASCVD发病危险评估：
（1）LDL-C ≥ 4.9 mmol/L 或 TC ≥ 7.2 mmol/L；
（2）糖尿病患者（年龄≥40岁）；
（3）CKD 3～4期

↓ 不符合者，评估10年ASCVD发病危险

危险因素*（个）		血清胆固醇水平分层（mmol/L）		
		3.1≤TC<4.1(或) 1.8≤LDL-C<2.6	4.1≤TC<5.2(或) 2.6≤LDL-C<3.4	5.2≤TC<7.2(或) 3.4≤LDL-C<4.9
无高血压	0～1	低危（<5%）	低危（<5%）	低危（<5%）
	2	低危（<5%）	低危（<5%）	中危（5%～9%）
	3	低危（<5%）	中危（5%～9%）	中危（5%～9%）
有高血压	0	低危（<5%）	低危（<5%）	低危（<5%）
	1	低危（<5%）	中危（5%～9%）	中危（5%～9%）
	2	中危（5%～9%）	高危（≥10%）	高危（≥10%）
	3	高危（≥10%）	高危（≥10%）	高危（≥10%）

↓ 10年ASCVD发病危险为中危且年龄<55岁者，评估余生危险

具有以下任意2个及以上危险因素者，定义为ASCVD高危人群：
（1）收缩压≥160 mmHg或舒张压≥100 mmHg；
（2）非HDL-C ≥ 5.2 mmol/L（200 mg/dL）；
（3）HDL-C < 1.0 mmol/L（40 mg/dL）；
（4）BMI ≥ 28 kg/m²；
（5）吸烟

注：ASCVD 动脉粥样硬化性心血管疾病；ACS 急性冠状动脉综合征；LDL-C 低密度脂蛋白胆固醇；CABG 冠状动脉旁路移植术；PCI 经皮冠状动脉介入治疗；TC 总胆固醇；CKD 慢性肾脏病；HDL-C 高密度脂蛋白胆固醇；BMI 体重指数。1 mmHg=0.133 kPa。危险因素的水平均为干预前水平。* 危险因素包括吸烟、低HDL-C、年龄≥45/55岁（男性/女性）。<40岁的糖尿病患者危险分层参见特殊人群糖尿病部分。

图 3-8-1　中国成人ASCVD总体发病风险评估流程

摘自《中国血脂管理指南（2023年）》。

血脂异常的治疗

ASCVD 总体风险评估是血脂管理的基础。根据 ASCVD 总体风险评估，确定调脂治疗的决策，针对风险水平制定个体化的综合治疗方案，以降低 ASCVD 总体风险。荟萃分析显示 LDL-C 每降低 1 mmol/L，ASCVD 事件发生率降低 20% ～ 30%。LDL-C 是降脂治疗的首要目标，非 HDL-C 是次要干预靶点。

健康生活方式治疗是降脂治疗的基础。药物治疗中首选他汀类药物。起始宜应用中低强度他汀类药物，根据风险分层、个体疗效和耐受情况调整剂量。使用中等强度他汀类药物治疗 LDL-C 未达标者，联合胆固醇吸收抑制剂或联合前蛋白转化酶枯草溶菌素 9（PCSK9）抑制剂。极高危患者如基线 LDL-C 水平较高，可直接启动他汀类药物联合 PCSK9 抑制剂，使 LDL-C 尽快达标。不能耐受他汀类药物的患者应考虑使用胆固醇吸收抑制剂或 PCSK9 抑制剂。

TG 升高时，首先应进行生活方式干预，限制酒精摄入，饮食需要减少碳水化合物摄入，增加纤维含量丰富的低糖饮食如全谷类的粗粮摄入。对于 ASCVD 患者或极高危老年人，经他汀类药物治疗后 TG 持续升高（2.3 ～ 5.6 mmol/L）时，可联用高纯度 ω-3 脂肪酸（首选 EPA）。TG ≥ 5.6 mmol/L，使用苯氧酸类药物、高纯度 ω-3 脂肪酸或烟酸类药物治疗，以减少胰腺炎风险。

调脂治疗目标

根据 ASCVD 风险确定 LDL-C 和非 HDL-C 的目标值，不同风险等级需要达到的 LDL-C、非 HDL-C 目标值不同（表 3-8-2）。

表 3-8-2 调脂治疗目标值

危险分层	临床疾病和（或）危险因素	LDL-C 目标值 [mmol/L（mg/dL）]	非 HDL-C 目标值 [mmol/L（mg/dL）]
超极高危	ASCVD 并存以下之一： （1）复发 ASCVD 事件 （2）冠状动脉多支血管病变 （3）近期 ACS（12 个月内） （4）LDL-C ≥ 4.9 mmol/L （5）糖尿病	＜ 1.4（55）或较基线水平降低幅度≥ 50%	＜ 2.2（85）
极高危	ASCVD 糖尿病 + 高血压 糖尿病合并靶器官损害（微量白蛋白尿、视网膜病变、肾病）或合并至少 3 项其他危险因素 糖尿病 +1 项其他危险因素 [a] 且 LDL-C ≥ 3.4 mmol/L 外周动脉粥样硬化性疾病（狭窄＞ 50%）	＜ 1.8（70）或较基线水平降低幅度≥ 50%	＜ 2.6（100）
高危	糖尿病 高血压 +2 项其他危险因素 [a] 且 LDL-C ≥ 2.6 mmol/L 慢性肾脏病（3 或 4 期） TC ＞ 8 mmol/L、LDL-C ≥ 4.9 mmol/L 或血压 ≥ 180/110 mmHg 10 年 ASCVD 发病风险≥ 10%	＜2.6（100）	＜ 3.4（130）
低危 / 中危	高血压或 0 ～ 3 项其他危险因素 [a] 10 年 ASCVD 发病风险＜ 10%	＜3.4（130）	＜ 4.2（160）

摘自 2022 年《老年人血脂异常管理中国专家共识》。
注：[a] 其他危险因素包括年龄（男≥ 45 岁，女≥ 55 岁）、吸烟、HDL-C ＜ 1.04 mmol/L（40 mg/dL）、体重指数≥ 28 kg/m^2、早发缺血性心血管病家族史。

健康生活方式治疗

保持健康的生活方式是治疗血脂异常的基本措施。主要包括戒烟、限酒，均衡饮食，减少饱和脂肪酸和胆固醇摄入，增加蔬菜、水果、鱼类、豆类、粗粮、坚果及富含植物甾醇、纤维的食物摄入，不提倡老年人过度严格控制饮食和减轻体重。建议坚持规律有氧运动，运动时应注意避免运动导致的损伤和跌倒，有条件者可在运动康复专业医师评估及指导下选择运动方案。

血脂异常的常用药物

★他汀类药物

他汀类药物通过抑制 HMG-CoA 还原酶阻止胆固醇在体内合成，主要降低胆固醇和 LDL-C。大量临床研究证实，他汀类药物是安全、有效的调脂药物，是防治 ASCVD 的重要药物。

（1）药理特性

临床常用的他汀类药物包括阿托伐他汀、瑞舒伐他汀、氟伐他汀、洛伐他汀、匹伐他汀、普伐他汀和辛伐他汀。一般在睡前服用，阿托伐他汀、瑞舒伐他汀、匹伐他汀可在任何时间服用，洛伐他汀与食物同时服用吸收更好。血脂康由粳米接种红曲菌发酵精制而成，含洛伐他汀、不饱和脂肪酸、甾醇、黄酮类物质等，常用剂量为 1.2 g/d（0.6 g / 次，2 次 / 日），含洛伐他汀 10 mg。他汀类药物使用剂量和降低 LDL-C 幅度见表 3-8-3。

表 3-8-3　他汀类药物降低 LDL-C 的幅度及剂量

他汀类药物	剂量（mg/d）
高强度（每日剂量可降低 LDL-C ≥ 50%）	
阿托伐他汀	40 ～ 80[a]
瑞舒伐他汀	20 ～ 40[b]
中等强度（每日剂量可降低 LDL-C25% ～ 50%）	
阿托伐他汀	10 ～ 20
瑞舒伐他汀	5 ～ 10
氟伐他汀	80
洛伐他汀	40
匹伐他汀	1 ～ 4[c]
普伐他汀	40
辛伐他汀	20 ～ 40

注：[a] 中国人应用阿托伐他汀 80 mg/d 证据不足，建议谨慎使用；[b] 中国食品药品监督管理局批准瑞舒伐他汀最高剂量 20 mg/d；[c] 匹伐他汀 1 mg/d 为低强度；《中国血脂管理指南（2023 年）》将血脂康 1.2 g/d 归入中等强度降脂药物。

（2）安全性

绝大多数患者对他汀类药物的耐受性良好，不良反应多见于使用大剂量他汀类药物治疗或联合用药者。

①肝功能异常：他汀类药物最常见的不良反应是肝功能异常，转氨酶升高大于正常上限 3 倍的发生率为 0.5% ～ 3.0%，严重肝损害发生率为 0.001%，多发生在用药后的 3 个月内，呈剂量依赖性。

他汀类药物禁用于活动性肝病、失代偿性肝硬化及急性肝衰竭、不明原因转氨酶持续升高和任何原因转氨酶升高超过 3 倍正常上限的患者。慢性肝病不是使用他汀类药物的禁忌证。

服用他汀类药物后如出现转氨酶升高，应寻找转氨酶升高的原因，在医师指导下调整治疗方案；升高超过正常上限的 3 倍合并总胆红素升高时，应停药或将他汀类药物减量；升高低于正常上限的 3 倍时，可监测转氨酶变化，或换用另外一种代谢途径的他汀类药物。转氨酶恢复正常后，他汀类药物减量或更换种类，监测转氨酶变化。

②肌损害：他汀类药物相关的肌损害可表现为：肌痛或乏力，不伴肌酸激酶（CK）增高；肌炎、肌痛或乏力等肌肉症状伴 CK 增高；横纹肌溶解，有肌痛或乏力等肌肉症状并伴有 CK 显著增高（超过正常上限 10 倍）、血肌酐升高，常有尿色变深及肌红蛋白尿，可引起急性肾衰竭，发生率很低，约为 0.01%。

他汀类药物相关的肌损害通常与大剂量相关，老年、瘦弱女性、肝肾功能异常、多种疾病并存、多种药物联用及围术期容易发生。服用他汀类药物后如出现肌痛或肌酶升高，应排查其他原因导致的肌酶升高，如创伤、剧烈运动、甲状腺疾病、感染、维生素 D 缺乏、原发性肌病等，在医师指导下进行治疗调整。如血 CK 升高未超过正常上限 4 倍，如无明显症状，可继续服用他汀类药物并密切监测；如症状明显则停用他汀类药物，待症状消失且 CK 正常后换用另外一种代谢途径的他汀类药物。血 CK 升高超过正常上限 4 倍，应停用他汀类药物，恢复正常后再次评估他汀类药物的获益 / 风险，决定是否继续服用他汀类或换用其他调脂药物，若需继续使用调脂药物，可换为另外一种代谢途径的他汀类药物或减少剂量后密切观察。如 CK 升高超过正常上限 10 倍，需检测有无血红蛋白尿及肾功能损伤，立即停用他汀类药物，入院进行水化治疗。

③慢性肾脏病：他汀类药物无明显肾毒性，不会导致肾功能恶化。由于老年人的肾脏功能随着增龄而减退，应关注药物相互作用相关的不良反应并监测肾功能。

④新发糖尿病：他汀类药物增加新发糖尿病的风险，常与使用大剂量他汀类药物相关，糖耐量异常患者更易发生。他汀类药物对心血管疾病的总体获益远大于新增糖尿病的风险，无论是糖尿病高危人群还是糖尿病患者，有他汀类药物适应证者均应坚持服用，同时监测血糖和糖化血红蛋白，及时发现血糖异常并进行血糖管理。

⑤神经系统：有个别报道服用他汀类药物后出现认知功能障碍、记忆力减退、睡眠障碍等，停药后症状可消失。若出现新发类似表现，应请医师评估是否与他汀类药物有关，必要时停药观察。

他汀类药物与部分药物联用时，会导致不良反应增加，例如大环内酯类抗菌药物（如红霉素类、克拉霉素）、吡咯类抗真菌药（如奈法唑酮、伊曲康唑）、利福平、苯氧酸类（尤其是吉非贝齐）、环孢素、他莫昔芬、胺碘酮、华法林、硝苯地平、维拉帕米、地尔硫䓬、卡维地洛、西咪替丁、质子泵抑制剂、HIV 蛋白酶抑制剂等。酗酒、大量饮用西柚汁等可增加发生不良反应的风险。

★ 非他汀类调脂药物

（1）胆固醇吸收抑制剂：主要通过抑制肠道胆固醇吸收降低胆固醇和 LDL-C。研究证实依折麦布使 LDL-C 降低 18% ～ 20%。使用可耐受量的他汀类药物后 LDL-C 不达标者，可加用胆固醇吸收抑制剂。依折麦布剂量为 5 ～ 10 mg，每日 1 次。少数患者可出现肝功能异常。

（2）PCSK9 抑制剂：通过抑制 PCSK9 而增加细胞表面 LDL 受体数量，促进 LDL-C 清除而大幅度降低 LDL-C，抑制动脉粥样硬化进展，减少心血管事件。目前使用的 PCSK9 抑制剂为依洛尤单抗和阿利西尤单抗。依洛尤单抗常用剂量为 140 mg /2 周或 420 mg /4 周，阿利西尤单抗常用剂量为 75 ～ 150 mg /2 周。常见的不良反应是注射部位不适、过敏反应和流感样症状。

（3）苯氧酸类：主要降低甘油三酯和升高 HDL-C。常用药物为非诺贝特（力平之），剂量为 200 mg，每日 1 次。常见不良反应为肝功能异常、肌病、胃肠道反应及皮疹，可导致血肌酐升高，慢性肾脏病患者使用时应监测肾功能变化。与他汀类药物联用时更容易出现不良反应。

（4）ω-3 不饱和脂肪酸：降低甘油三酯、升高 HDL-C。高纯度 EPA 可在使用他汀类药物的基础上进一步降低心血管事件。常见不良反应为嗳气、恶心、有鱼腥味等。

（5）烟酸类药物：降低甘油三酯、升高 HDL-C，临床研究未显示心血管获益。常用烟酸衍生物阿昔莫司，0.25 g / 次，每日 2 ～ 3 次，饭后服用。常见不良反应包括颜面潮红、胃肠道症状、肝损害、尿酸及血糖升高等。禁用于严重或原因未明的肝功能损害、酗酒、活动性消化道溃疡及痛风患者。

调脂治疗的监测

血脂异常治疗过程中需要监测，以观察是否达到降脂目标值及是否出现药物的不良反应。进行生活方式治疗的患者，应于3～6个月后复查血脂水平，达标者应继续坚持健康生活方式，每6个月至1年复查1次。首次服用调脂药物者，用药后4～6周复查血脂、肌酶及肝肾功能，达标者改为每3～6个月复查1次。如治疗1～3个月后仍未达标，需要调整他汀类药物剂量、种类或联用其他调脂药物治疗，调整后4～6周复查。

调脂治疗的注意事项

调脂药物治疗必须长期坚持才能获得良好的临床益处。他汀类药物应坚持长期甚至终身服用，无特殊原因不应停药。多数血脂异常为体内代谢系统异常所致，在停药后血脂会再次升高甚至反跳，使心血管事件及死亡率明显增加。血脂达到目标水平后，应在医师指导下调整他汀类药物剂量。服用时需要监测疗效和药物不良反应。

对于老年患者，应充分评估老年人调脂治疗的获益/风险，根据个体特点选择药物。对于75岁以上的老年人，根据生理年龄、心血管危险分层、肝肾功能、伴随疾病、联合用药、营养状态、虚弱状态、预期寿命等，衡量利弊后确定是否使用调脂药物，不推荐预期寿命有限的老年人进行调脂治疗。

他汀类药物的不良反应随剂量增大而增加，多数老年人使用中、小剂量他汀类药物即可使LDL-C达标；应从小或中等剂量开始并根据疗效调整剂量，他汀类不耐受时可减少剂量或换用不同类型的他汀类药物。对于服用小剂量他汀类药物后TC或LDL-C迅速降低的老年人，应排查是否患有肿瘤及其他消耗性疾病。

老年人肝肾功能减退、联用多种药物时，容易发生药物相互作用及不良反应，应选择在体内代谢途径不同的药物。他汀类药物与其他调脂药物联用时，可增加肝脏及肌肉损伤等风险，需关注老年人的个体特点及耐受性，避免大剂量联用并监测药物相互作用及不良反应。

（冯雪茹，刘梅林）

参考文献

1. 中国血脂管理指南修订联合专家委员会. 中国血脂管理指南（2023 年）. 中华心血管病杂志，2023，51（3）：221-255.
2. 刘梅林，张雨濛，付志方，等. 老年人血脂异常管理中国专家共识. 中华内科杂志，2022，61（10）：1095-1118.
3. 中华医学会心血管病学分会动脉粥样硬化与冠心病学组，中华心血管病杂志编辑委员会. 超高危动脉粥样硬化性心血管疾病患者血脂管理中国专家共识. 中华心血管病杂志，2020，48（4）：280-286.

第九节 血糖异常

我国是全世界糖尿病患病人数最多的国家，约 1.4 亿成人患糖尿病，接近 2 亿成人为糖尿病前期，是糖尿病人群的“后备军”。

什么是糖尿病和糖尿病前期?

糖尿病是血液中的葡萄糖水平过高，由胰腺的胰岛细胞分泌胰岛素减少或胰岛素调控葡萄糖代谢能力下降（胰岛素抵抗）导致。长期存在的高血糖可导致各种组织器官，特别是眼、肾、心脏、神经，以及血管损害，引起功能障碍。急性血糖显著升高者可发生酮症酸中毒或高渗昏迷，而糖尿病在治疗过程中可能发生低血糖导致身体不适，甚至出现生命危险。因此，糖尿病又被称为“甜蜜”的杀手。糖尿病早期血糖轻度升高时通常无明显症状，大多数是通过体检发现，或因其他症状就诊发现，如视力下降或反复发生感染等。典型糖尿病症状包括烦渴多饮、多尿、多食、不明原因体重下降，常常称之为“三多一少”。症状是否明显和血糖的升高程度相关，血糖越高，症状越明显。

糖尿病前期是介于糖尿病和正常血糖之间的一种状态，指空腹血糖和（或）口服 75 g 葡萄糖耐量试验（OGTT）2 小时血糖升高，但未达到糖尿病的诊断标准。糖尿病前期分为 3 种类型：空腹血糖受损、糖耐量减低、空腹血糖受损合并糖耐量减低。糖尿病前期一般无症状，容易被忽视。

诊断标准

糖尿病诊断标准见表 3-9-1，糖尿病前期诊断标准见表 3-9-2。

表 3-9-1　糖尿病诊断标准

诊断标准	静脉血浆葡萄糖或 HbA1c 水平
典型糖尿病症状	
加上随机血糖	≥ 11.1 mmol/L
或加上空腹血糖	≥ 7.0 mmol/L
或加上 OGTT 2 小时血糖	≥ 11.1 mmol/L
或加上 HbA1c	≥ 6.5%
无糖尿病典型症状者，需改日复查确认	

注：OGTT 为口服葡萄糖耐量试验；HbA1c 为糖化血红蛋白。典型糖尿病症状包括烦渴多饮、多尿、多食、不明原因体重下降；随机血糖指不考虑上次用餐时间，一天中任意时间的血糖，不能用来诊断空腹血糖受损或糖耐量减低；空腹状态是指至少 8 小时没有进食。

表 3–9–2 糖尿病前期诊断标准

糖代谢状态	静脉血浆葡萄糖（mmol/L）	
	空腹血糖	糖负荷后 2 小时血糖
正常血糖	＜ 6.1	＜ 7.8
空腹血糖受损	≥ 6.1，＜ 7.0	＜ 7.8
糖耐量减低	＜ 7.0	≥ 7.8，＜ 11.1
糖尿病	≥ 7.0	≥ 11.1

注：空腹血糖受损和糖耐量减低统称为糖尿病前期，也称糖调节受损。

糖尿病分型

糖尿病分为 1 型糖尿病、2 型糖尿病、妊娠糖尿病及其他特殊类型的糖尿病。其中，2 型糖尿病所占的比例约为 95%。

1 型糖尿病多发生于青少年，病因不清，可能与自身免疫系统缺陷有关。由于胰岛素分泌显著下降或缺失，必须依赖外源性胰岛素补充以维持生命。

2 型糖尿病多发生于成年人，胰岛素调控葡萄糖代谢能力下降（胰岛素抵抗）伴随胰岛素分泌减少（或相对减少）。常见于肥胖、长期静坐工作、运动减少、过多摄入甜食、高脂肪和高热量食物等人群。

糖尿病的急性并发症

糖尿病急性并发症主要包括糖尿病酮症酸中毒、非酮症性高渗性昏迷、糖尿病乳酸性酸中毒。糖尿病酮症酸中毒是最常见的急性并发症，高龄患者死亡率较高；糖尿病乳酸性酸中毒多发生于伴有肾功能不全或伴有慢性心肺功能不全等缺氧性疾病，尤其是同时服用双胍类药物的患者。急性并发症患者需急诊或住院治疗。

糖尿病的慢性并发症

糖尿病的慢性并发症与糖尿病的病程长短有关，多由于长期血糖控制不佳所致。高血糖影响人体器官、系统，以及生活质量和寿命。糖尿病血糖长期得不到良好控制，容易发生多种并发症。

感染：高血糖状态有利于细菌在体内生长繁殖、抑制白细胞吞噬细菌的能力，进而使患者抗感染能力下降。常见泌尿道感染、呼吸道感染、皮肤感染等。

糖尿病肾病：是糖尿病常见的微血管并发症。患者早期出现蛋白尿，严重者发生肾功能不全，甚至尿毒症。

心脏损害：常见的心脏并发症有冠心病、心肌病、心力衰竭、心律失常和心源性猝死等。

神经损害：表现为四肢疼痛、麻木、感觉减退，部分出现肌无力、肌萎缩、腹胀、腹泻、便秘、尿潴留、阳痿，以及汗腺分泌异常等。

眼部病变：如视网膜病变、虹膜炎、青光眼、白内障等，严重者可失明。

糖尿病足：因末梢神经和（或）血管病变，导致下肢供血不足，容易继发细菌感染引起足部疼痛、溃疡、肢端坏疽等，严重者甚至需要截肢（图 3-9-1）。

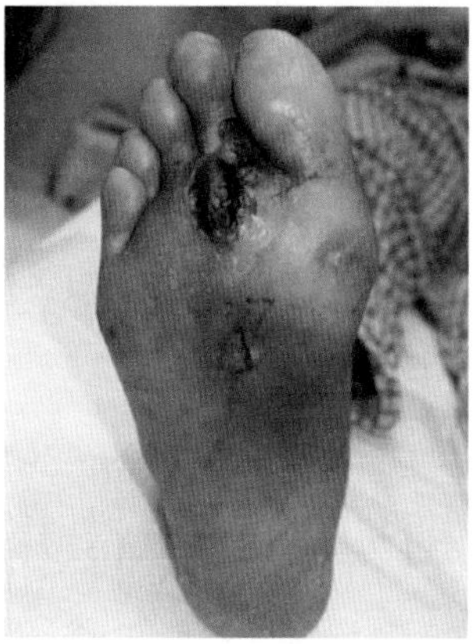

图 3–9–1　糖尿病足

糖尿病相关低血糖

糖尿病相关低血糖是指糖调节异常、胰岛素分泌异常和降糖治疗引发的低血糖，糖尿病患者血糖≤ 3.9 mmol/L 定义为低血糖。

低血糖症状与血糖水平，以及血糖下降速度有关，可表现为心慌、出汗、手抖、饥饿感和神志改变，甚至昏迷。2 型糖尿病的初期表现为糖调节异常，即胰岛 β 细胞对葡萄糖刺激的胰岛素释放反应延迟，可导致进餐后 3 ～ 4 小时发生反应性低血糖，患者心慌、饥饿、出汗等症状较明显。老年糖尿病患者肝肾功能减退且服用多种药物，对低血糖的自身调节能力下降，在糖尿病治疗过程中更易出现低血糖。胰岛素或胰岛素促泌剂可导致低血糖，应警惕发生低血糖的风险。

糖尿病治疗

糖尿病的治疗包括宣传教育、饮食治疗、运动治疗、药物治疗和自我监测。

宣传教育

了解糖尿病的临床表现和危害，如何防治急慢性并发症，以及个体化的治疗目标和生活方式干预，以积极乐观的心态进行治疗有利于改善生活质量和预后。

饮食治疗

糖尿病及糖尿病前期都需要接受个体化的饮食治疗。控制总能量的摄入，合理、均衡分配各种营养素，达到代谢控制目标，并尽可能满足个体饮食喜好。

运动治疗

运动锻炼在糖尿病的治疗中占有重要地位。规律运动可以增加胰岛素的敏感性，有助于血糖控制，减少心血管危险因素，减轻体重。增加日常身体活动，减少静坐时间，将有益的体育运动融入日常生活中。此外，运动前后要加强血糖监测，避免发生低血糖。

糖尿病患者保持健康的生活方式是控制血糖的基本措施，在饮食和运动治疗不能使血糖控制达标时，应采用降糖药物治疗，并制定个体化的治疗方案。糖尿病前期患者应通过饮食和运动治疗降低糖尿病的发生风险，空腹血糖＞ 6.1 mmol/L，糖负荷后 2 小时血糖或随机血糖＞ 7.8 mmol/L，糖化血红蛋白＞ 6.0 mmol/L 应进行干预。

药物治疗

★ 双胍类

作用机制：通过抑制糖原异生和糖原分解，降低过高的肝脏葡萄糖输出；提高外周组织对葡萄糖的摄取和利用；改善胰岛素的敏感性，减轻胰岛素的抵抗。双胍类是多数糖尿病患者的首选药物，很少发生低血糖。最常见的不良反应为胃肠道反应，部分患者坚持服用一段时间后，不良反应可减轻或消失。常用的双胍类药物主要是二甲双胍，为 2 型糖尿病控制血糖的一线用药和药物联合中的基本用药。

代表药物：盐酸二甲双胍（格华止）。

★ 葡萄糖苷酶抑制剂

作用机制：抑制淀粉、糊精和双糖（如蔗糖）在小肠黏膜的吸收。降低餐后血糖，单独用药不会发生低血糖。常见的不良反应为胃肠道反应。

代表药物：阿卡波糖（拜唐苹）、伏格列波糖（倍欣）。

★格列奈类

作用机制：促进胰岛素分泌，降糖作用快而短暂，主要用于控制餐后高血糖。常见的不良反应为胃肠道反应和低血糖。

代表药物：那格列奈（唐力）、瑞格列奈（诺和龙）。

★磺脲类药物

作用机制：促进胰岛素分泌。主要不良反应为低血糖。

代表药物：格列美脲（亚莫利）、格列吡嗪（瑞易宁）、格列喹酮（糖适平）、格列齐特（达美康）。

★胰岛素增敏剂（噻唑烷二酮类）

作用机制：增加葡萄糖对胰岛素的敏感性，改善胰岛素抵抗。常见的不良反应为水肿，不宜用于心力衰竭患者。罗格列酮可增加心血管风险，冠心病患者慎用。

代表药物：罗格列酮（文迪雅、太罗）、吡格列酮（艾汀）。

★二肽基肽酶-4（DPP-4）抑制剂

作用机制：DPP-4 抑制剂通过抑制二肽基肽酶而减少胰高血糖素样肽-1（GLP-1）在体内的失活，使内源性 GLP-1 水平升高。GLP-1 以葡萄糖浓度依赖的方式刺激胰岛素分泌，抑制胰高血糖素分泌。发生低血糖风险低，胃肠耐受性良好。

代表药物：西格列汀（捷诺维）、沙格列汀（安立泽）、利格列汀（欧唐宁）。

★钠-葡萄糖协同转运蛋白-2（SGLT-2）抑制剂

作用机制：可以抑制肾脏对葡萄糖的重吸收，通过增加尿中葡萄糖的排泄降低血糖，同时可以减轻体重。发生低血糖风险低，不良反应较少，最常见的不良反应为泌尿生殖系统感染。推荐 2 型糖尿病合并动脉粥样硬化性心血管病（ASCVD）、ASCVD 高风险、心力衰竭或慢性肾病者优先使用。

代表药物：达格列净（安达唐）、恩格列净（欧唐静）、卡格列净（怡可安）、艾托格列净（捷诺妥）。

★胰高血糖素样肽 -1（GLP-1）受体激动剂

作用机制：GLP-1 受体激动剂通过激活 GLP-1 受体，以葡萄糖浓度依赖的方式刺激胰岛素分泌和抑制胰高血糖素分泌，增加肌肉和脂肪组织葡萄糖摄取，抑制肝脏葡萄糖的生成发挥降糖作用，并可抑制胃排空、抑制食欲。GLP-1 受体激动剂可降低血糖，部分恢复胰岛 β 细胞功能，降低体重，改善血脂谱并降低血压。最常见的不良反应为胃肠道反应。优先推荐用于 2 型糖尿病合并 ASCVD、ASCVD 高风险、心力衰竭或慢性肾病患者。

代表药物：短效制剂，如艾塞那肽（百泌达）、利拉鲁肽（诺和力）；长效制剂，如司美格鲁肽（诺和泰）、度拉糖肽（度易达）。

★胰岛素

适应证：1 型糖尿病、糖尿病严重并发症、围术期、妊娠和分娩、口服降糖药不能控制的 2 型糖尿病等。常见的不良反应为低血糖和体重增加。

自我监测

自我监测是指糖尿病患者在家中开展的血糖监测，适用于所有糖尿病患者，用于了解血糖的控制水平和波动情况，是指导调整血糖的重要措施。口服降糖药患者，每周监测 2 ～ 4 次空腹或餐后血糖，或在就诊前连续监测 3 天，每天监测 7 点血糖（三餐前后和睡前）。通过葡萄糖传感器连续监测皮下组织间液的葡萄糖水平，可以提供 24 小时血糖信息，详细了解血糖波动的趋势和特点，发现不易被传统监测方法所探测到的隐匿性高血糖和低血糖。

糖尿病的控制目标

2 型糖尿病患者的综合管理目标见表 3-9-3。

表 3-9-3　2 型糖尿病患者的综合管理目标

测量指标	目标值
毛细血管血糖（mmol/L）	
空腹	4.4 ～ 7.0
非空腹	＜ 10.0
糖化血红蛋白（%）	＜ 7.0
血压（mmHg）	＜ 130/80
总胆固醇（mmol/L）	＜ 4.5
高密度脂蛋白胆固醇（mmol/L）	
男性	＞ 1.0
女性	＞ 1.3
甘油三酯（mmol/L）	＜ 1.7
低密度脂蛋白胆固醇（mmol/L）	
未合并动脉粥样硬化性心血管疾病	＜ 2.6
合并动脉粥样硬化性心血管疾病	＜ 1.8
体重指数（kg/m^2）	＜ 24.0

推荐多数非妊娠成年 2 型糖尿病患者的 HbA1c 控制目标为＜ 7%。HbA1c 控制目标应遵循个体化原则，年龄较轻、病程较短、预期寿命较长、无并发症、未合并心血管疾病的 2 型糖尿病患者，在没有低血糖及其他不良反应的情况下可采取更严格的 HbA1c 控制目标（如＜ 6.5%，甚至尽量接近正常）。HbA1c 虽然是反映血糖控制状况的“金标准”，但是不能反映即刻血糖水平。

推荐成年2型糖尿病患者自我监测血糖的控制目标为空腹血糖4.4～7.0 mmol/L，非空腹血糖＜10 mmol/L。空腹血糖和非空腹血糖目标也应遵循个体化原则。高龄老年人群血糖控制目标应适当放宽，避免发生低血糖。

糖尿病的预防

2型糖尿病与热量摄入过多、超重/肥胖及缺少运动等因素密切相关，生活方式的干预可延迟或预防2型糖尿病的发生。在日常生活中应注意减少热量摄入，养成“三低一高”（低盐、低糖、低脂、高纤维）的饮食习惯，并增加新鲜蔬菜和水果摄入，减少酒精摄入；鼓励超重或肥胖者减轻体重；增加日常活动，进行适当体育锻炼。通过生活方式干预，可以延缓糖尿病前期人群发展为糖尿病并改善血脂、血压等指标，降低心脑血管疾病的风险。经过严格的生活方式干预6个月血糖仍不达标者，应考虑使用降糖药物治疗。

（周伟炜，刘梅林）

参考文献

1. SUN H，SAEEDI P，KARURANGA S，et al. IDF Diabetes Atlas：Global，regional and country-level diabetes prevalence estimates for 2021 and projections for 2045. Diabetes Res Clin Pract，2022，183：109119.
2. 中华医学会糖尿病学分会. 中国2型糖尿病防治指南（2020年版）. 中华糖尿病杂志，2021，13（4）：315-409.

第十节 高尿酸血症

什么是高尿酸血症？

尿酸是嘌呤代谢的产物，体内尿酸总量约为 1200 mg，每天新产生尿酸约 750 mg，排出 800 ～ 1000 mg，其中 30% 从肠道和胆管排泄，70% 经肾脏排泄。尿酸经过肾小球滤过，近端肾小管重吸收、分泌及分泌后再吸收，最终 6% ～ 12% 的尿酸随尿排出。正常情况下，人体每天尿酸的产生和排泄基本上保持动态平衡，当尿酸生成增加和（或）排泄减少时导致高尿酸血症。

哪些原因引起高尿酸血症？

外源性嘌呤摄入过多（食用富含嘌呤的食物、饮酒等）和内源性嘌呤代谢失调是导致高尿酸血症和痛风发病率升高的重要原因。

高血压、糖尿病、代谢综合征、心力衰竭、肾功能异常等导致肾小球滤过率下降及肾小管尿酸分泌功能降低，导致尿酸排泄障碍；使用利尿剂、抗结核药（吡嗪酰胺、乙胺丁醇）、免疫抑制剂环孢霉素 A 等，不仅可使高尿酸血症发病率增加，还可诱发痛风急性发作。

高尿酸血症如何诊断？

在正常嘌呤饮食状态下，非同日两次空腹血尿酸水平＞

420 μmol/L（7 mg/dL）时可诊断为高尿酸血症。根据病因可分为尿酸排泄减少型、生成过多型及混合型。对于肾功能正常（肌酐清除率＞ 60 mL/min）的患者，若采用普通饮食时尿酸排泄＜ 800 mg/24 h，摄入低嘌呤饮食时尿酸排泄＜ 600 mg/24 h，可定义为排泄减少型；反之可诊断生成过多型；部分患者为排泄减少和生成过多并存，称之为混合型。对于肾功能不全的患者，分型诊断时可根据肾功能进一步校正。

高尿酸血症有何危害?

高尿酸血症无临床症状，尿酸盐结晶在关节及关节周围组织沉积可引起痛风性关节炎；以尿酸盐结晶为核心可在耳郭、皮下组织、关节等部位形成异物结节，即痛风石；尿酸在尿路可引起尿路结石（多为尿酸性结石）；尿酸结晶在肾脏沉积发生尿酸性肾病，可导致肾衰竭，反过来又引起血尿酸升高，形成恶性循环。此外，尿酸结晶可直接损伤血管内皮功能，激活血小板诱发血栓形成，沉积在血管壁内促进炎症反应，促进脂质过氧化，增加氧自由基，促进动脉硬化发生发展。

痛风性关节炎有何临床表现?

痛风性关节炎常为急性起病，以第一跖趾关节受累为多见（图 3-10-1），也可累及踝、手、腕、膝、肘及足部小关节。受累关节有剧烈疼痛，伴有组织红肿、皮温升高和活动受限，常为单个关节受累，反复发作后可有多关节受累。

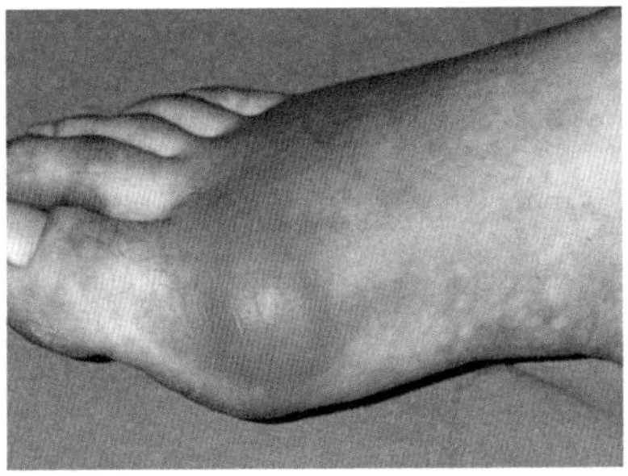

图 3-10-1　右侧第一跖趾关节痛风急性期关节炎

老年患者的痛风性关节炎疼痛症状可不剧烈，多以亚急性或慢性多关节炎的形式起病，主要累及手的小关节，部分患者易被误诊为骨关节炎或其他关节炎（图 3-10-2）。长期服用利尿剂和非甾体抗炎药（NSAIDS）导致肾功能受损的高尿酸血症患者，在早期就可出现痛风石沉积，而没有急性痛风性关节炎发作的病史。

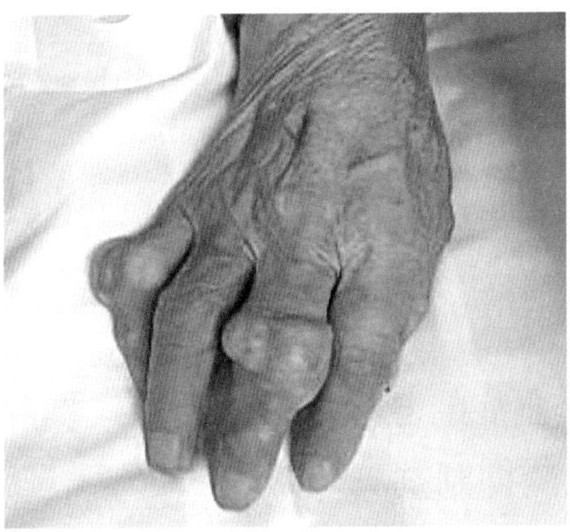

图 3-10-2　近端指间关节痛风

高尿酸血症如何治疗?

治疗高尿酸血症不仅可以预防痛风，同时有助于高血压、冠心病、糖尿病、代谢综合征等慢性疾病的治疗。在高尿酸血症的治疗过程中，应积极寻找患者尿酸升高的原因。生活方式干预是高尿酸血症治疗的基础，低嘌呤、低果糖饮食，限酒，运动及减重等有助于降低血尿酸水平。应避免使用抑制尿酸排泄的药物（如利尿剂、抗结核药等），积极治疗各种影响尿酸代谢的疾病。常根据血尿酸水平及合并的临床情况，确定尿酸管理目标值及降尿酸药物。

饮食控制

1. 低嘌呤饮食（避免食用动物内脏、海鲜等）。

2. 避免饮用酒精饮料。

3. 低果糖饮食。

4. 多吃新鲜蔬菜、水果。

5. 多饮水：每天维持 2000 ～ 3000 mL 液体摄入，以保证尿量在 2000 mL 以上。

药物治疗

应根据高尿酸血症的分型和个体特点选择降尿酸药物。

★黄嘌呤氧化酶抑制剂

1. 别嘌呤醇：是高尿酸血症患者的一线用药，尤其适用于尿酸生成过多的高尿酸血症。起始剂量 50 mg，每日或隔日 1 次，逐渐增加至 100 ～ 300 mg/d。用药期间应注意监测不良反应，不良反应包括发热、过敏性皮疹、腹痛、腹泻、肝功能损害、白细胞及血小板减少，少见但严重的不良反应是剥脱性皮炎。携带 *HLA-B*58:01* 基因的患者更易出现超敏反应，我国汉族人群携带

*HLA-B*58:01* 基因的概率为 10% ～ 20%，建议有条件者在使用别嘌呤醇前进行基因检测，阳性者慎用。

2. 非布司他：为新型的黄嘌呤氧化酶抑制剂，主要通过肝脏代谢，尤其适用于肾功能不全的患者，推荐的起始剂量为 20 ～ 40 mg/d。美国 FDA 曾发布非布司他增加死亡风险的黑框警示，治疗过程中应注意相关不良反应，除肝功能损害、恶心、皮疹等，亦需密切关注心血管事件。

★促尿酸排泄药物

苯溴马隆：通过促进尿酸排泄降低血尿酸水平，有肾结石风险和肾功能不全的患者不推荐使用。每次 25 ～ 100 mg，每日 1 次。治疗期间饮水量至少 2000 mL，使尿量保持在每日 2000 mL 以上，以降低尿酸性肾结石的发生风险。部分患者服用后可发生胃肠道不适，如恶心、呕吐、胃内饱胀感和腹泻等，也可能出现皮疹和肝功能损害等，还有部分患者可诱发肾绞痛及急性痛风性关节炎发作。

★新型降尿酸药物

尿酸氧化酶：能催化尿酸氧化变成尿囊酸，不再被肾小管吸收而排泄。可用于重症难治痛风患者，快速降低血尿酸水平，目前国内尚未上市。

★碱化尿液

碱化尿液有助于预防和溶解尿酸结石，尿液 pH 6.2 ～ 6.9 有利于尿酸盐结晶溶解和从尿液中排出，减少尿酸结石形成。对于高尿酸血症合并尿酸结石的患者，碳酸氢钠可用于调节尿液酸碱度，一般每次 0.5 ～ 1 g，每日 3 次。近年，欧美指南不推荐碱化尿液用于高尿酸血症的治疗。

痛风发作时如何治疗?

痛风发作的药物治疗

1. 非甾体抗炎药：具有抗炎作用，可缓解急性痛风的疼痛症状，应根据医嘱使用，消化性溃疡患者应慎用。

2. 秋水仙碱：主要控制痛风的急性炎症，缓解疼痛症状，治疗的安全范围小，用药过程中应密切监测不良反应。首剂 1 mg，1 小时后追加 0.5 mg，12 小时后改为每次 0.5 mg，每天 1 ～ 2 次。常见的不良反应为腹泻、呕吐，可引起肝、肾、心功能不全，心律失常，骨髓抑制，周围神经病变，偶见横纹肌溶解。

3. 糖皮质激素：对上述药物不耐受、疗效不佳或存在禁忌，痛风累及多关节、大关节或合并全身症状，对于此类患者可以考虑使用糖皮质激素，应由有经验的医师决定是否使用，使用前必须先排除细菌性关节炎。糖皮质激素存在水钠潴留、低血钾、高血压、血糖异常、骨质疏松等不良反应，使用时应注意监测血糖、血压、电解质、精神神经症状等。

痛风患者如何使用降尿酸药物?

急性痛风性关节炎发作期服用降尿酸药物会影响痛风症状的控制甚至加重痛风症状，建议在疼痛缓解后 2 周开始降尿酸治疗。

如患者在痛风发作前已经服用降尿酸药物，应继续服用。病情稳定的痛风患者，血尿酸水平控制在 6 mg/dL（360 μmol/L）以下可预防痛风发作，控制在 5 mg/dL（300 μmol/L）以下有助于痛风石吸收。

（韩晶晶，刘梅林）

各类食物嘌呤含量

根据嘌呤含量，将食物分为低嘌呤食物（每100 g食物含嘌呤＜25 mg）、中嘌呤食物（每100 g食物含嘌呤25 ~ 150 mg）、高嘌呤食物（每100 g食物含嘌呤150 ~ 1000 mg）3类（表3-10-1、表3-10-2）。

表3-10-1 常见动物性食物嘌呤含量

食物名称	嘌呤含量 mg/kg	食物名称	嘌呤含量 mg/kg
鸭肝	3979	河蟹	1470
鹅肝	3769	猪肉（后臀尖）	1378.4
鸡肝	3170	草鱼	1344.4
猪肝	2752.1	牛肉干	1274
牛肝	2506	黄花鱼	1242.6
羊肝	2278	驴肉加工制品	1174
鸡胸肉	2079.7	羊肉	1090.9
扇贝	1934.4	肥瘦牛肉	1047
基围虾	1874	猪肉松	762.5

表3-10-2 常见植物性食物嘌呤含量

食物名称	嘌呤含量 mg/kg	食物名称	嘌呤含量 mg/kg
紫菜（干）	4153.4	豆浆	631.7
黄豆	2181.9	南瓜子	607.6
绿豆	1957.8	糯米	503.8
榛蘑（干）	1859.7	山核桃	404.4
猴头菇（干）	1776.6	普通大米	346.7
豆粉	1674.9	香米	343.7
黑木耳（干）	1662.1	大葱	306.5
腐竹	1598.7	四季豆	232.5
豆皮	1572.8	小米	200.6
红小豆	1564.5	甘薯	186.2
红芸豆	1263.7	红萝卜	132.3
内酯豆腐	1001.1	菠萝	114.8
花生	854.8	白萝卜	109.8
腰果	713.4	木薯	104.5
豆腐块	686.3	柚子	83.7
水豆腐	675.7	橘子	41.3

参考文献

1. 中华医学会内分泌学分会．中国高尿酸血症与痛风诊疗指南（2019）．中华内分泌代谢杂志，2020，36（1）：1-13.
2. 中国医师协会风湿免疫科医师分会．痛风诊疗规范．中华内科杂志，2020，59（6）：421-426.
3. 高尿酸血症与痛风患者膳食指导．中华人民共和国卫生行业标准．WS/T 560-2017.
4. BORGHI C，DOMIENIK-KARŁOWICZ J，TYKARSKI A，et al. Expert consensus for the diagnosis and treatment of patient with hyperuricemia and high cardiovascular risk：2021 update. Cardiology Journal，2021，28（1）：1-14.

第十一节 肥胖与代谢综合征

肥胖

肥胖是指机体总脂肪含量过多和（或）局部脂肪含量增多及分布异常，是慢性代谢性疾病。2020 年《中国居民营养与慢性病状况报告》显示，我国超过一半成人超重 / 肥胖。肥胖可导致代谢异常，如胰岛素抵抗、2 型糖尿病、脂代谢异常、高血压和非酒精性脂肪肝等，已经成为严重危害健康的社会问题。

如何判断是否超重或肥胖?

身体质量指数（body mass index，BMI）：又称体重指数，是国际上常用的衡量人体胖瘦程度的指标。

计算公式：BMI= 体重 ÷ 身高 ^{2}（体重单位：千克；身高单位：米）。

世界卫生组织（World Health Organization，WHO）定义 BMI 在 25.0 ～ 29.9 kg/m^2 为超重，大于等于 30 kg/m^2 为肥胖。中国成人 BMI 在 24.0 ～ 27.9 kg/m^2 为超重，大于等于 28 kg/m^2 为肥胖。

代谢综合征

1998 年 WHO 正式命名代谢综合征。中国 2 型糖尿病防治指南（2020 年版）诊断标准如下。

1. 腹型肥胖（即中心性肥胖）：腰围男性≥ 90 cm，女性≥ 85 cm。

2. 高血糖：空腹血糖≥ 6.1 mmol/L 或糖负荷后 2 小时血糖≥ 7.8 mmol/L 和（或）已确诊为糖尿病并治疗者。

3. 高血压：血压≥ 130/85 mmHg 和（或）已确诊为高血压并治疗者。

4. 空腹甘油三酯≥ 1.70 mmol/L。

5. 空腹高密度脂蛋白胆固醇＜ 1.04 mmol/L。

具备以上 3 项或更多项即可诊断为代谢综合征。

肥胖、代谢综合征与心血管疾病

脂肪组织不仅能够储存脂肪，还能够自分泌和旁分泌多种脂肪细胞因子。肥胖可导致机体脂肪细胞因子分泌异常。胰岛素促进葡萄糖转化为脂肪，同时抑制脂肪分解。脂肪组织发生胰岛素抵抗会导致血糖和血脂在脂肪组织中代谢异常，使体内游离脂肪酸和甘油三酯水平升高并增加动脉粥样硬化的风险。此外，游离脂肪酸激活炎症反应，导致血管内皮损伤进而促进动脉粥样硬化等。控制体脂含量，尤其是内脏脂肪，对改善代谢综合征、降低慢性病的风险有积极作用。

肥胖、代谢综合征的干预

运动

肥胖、代谢综合征与久坐的生活方式有关，运动是重要的干预方式。研究表明，运动能改善代谢综合征，运动量与获益存在量效关系。每周达到至少 150 分钟中等强度有氧运动或者至少 75 分钟高强度有氧运动可显著降低代谢综合征风险。力量训练可改善代谢综合征，更高强度的肌肉锻炼与较低的代谢综合征风险相关，建议在有氧运动的基础上每周至少有 2 天进行阻力训练。

饮食

健康的饮食习惯，如改善食物质量、改变饮食中营养素的分布，对于肥胖、代谢综合征是重要的干预手段。研究显示，地中海饮食或 DASH 饮食是有效并易于坚持的防治措施。

★地中海饮食

地中海饮食泛指希腊、西班牙、法国和意大利南部等处于地中海沿岸的南欧地区以蔬菜水果、鱼类、五谷杂粮、豆类、坚果和橄榄油为主的饮食风格。研究显示，地中海饮食坚持得越好，代谢综合征及主要代谢异常逆转效果越好。

★DASH 饮食

DASH 饮食源于 1997 年美国的饮食防治高血压计划（dietary approaches to stop hypertension，DASH）。研究显示，摄入足够的蔬菜、水果、低脂（或脱脂）奶并减少饮食中油脂量（特别是富含饱和脂肪酸的动物性油脂），可以有效降低血压。DASH 饮食对于减轻体重、改善腹型肥胖及血糖和血脂代谢等都有获益。

★其他食物、调味料、香草等

很多植物的提取物、调味料、香草、精油等能改善代谢综合征，包括姜黄（主要活性成分：二氟乙烷）、大蒜（主要活性成分：蒜素）、黄连（主要活性成分：小檗碱）、肉桂（主要活性成分：多酚类）、香柠檬（主要活性成分：香柠檬精油）、葡萄（主要活性成分：白藜芦醇）、西兰花（主要活性成分：萝卜硫脒）、姜（主要活性成分：姜辣素）、红曲米（主要活性成分：洛伐他汀）等。

药物（详见相关章节）

他汀类药物和部分降糖药，如二甲双胍、SGLT2 抑制剂、GLP-1 受体激动剂等，可改善胰岛素抵抗，使代谢综合征获益。

（田清平）

参考文献

1. MYERS J，KOKKINOS P，NYELIN E. Physical Activity，Cardiorespiratory Fitness，and the Metabolic Syndrome. Nutrients，2019，11（7）：1652.

2. FAHED G，AOUN L，BOU ZERDAN M，et al. Metabolic Syndrome：

Updates on Pathophysiology and Management in 2021. Int J Mol Sci，2022，23（2）：786.

3. CASTRO-BARQUERO S，RUIZ-LEÓN A M，SIERRA-PÉREZ M，et al. Dietary Strategies for Metabolic Syndrome：A Comprehensive Review. Nutrients，2020，12（10）：2983.

4. 中华医学会糖尿病学分会 . 中国 2 型糖尿病防治指南（2020 年版）. 中华糖尿病杂志，2021，13（4）：315-409.

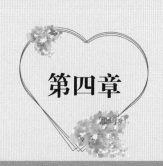

第四章

心脑血管疾病相关疾病

第一节 卒中、短暂性脑缺血发作

卒中俗称“中风”，是一种急性脑血管病，包括缺血性卒中（约占 80%）与出血性卒中（约占 20%）。

缺血性卒中，通常称为脑梗死，是指血液供应障碍造成局部脑组织缺血、坏死，从而引起突发的局灶性神经功能障碍，症状至少持续 24 小时或经影像学检查证实存在新发梗死灶。短暂性脑缺血发作（transient ischemic attack，TIA），是指神经功能缺损症状持续数分钟至数小时，且经影像学检查没有发现新发梗死灶。

出血性卒中，是指脑血管破裂出血造成的神经功能障碍，可见于脑内动脉、静脉或毛细血管破裂引起的出血，但以动脉出血最多见。

短暂性脑缺血发作

TIA 和缺血性卒中是缺血性脑损伤的不同阶段，评估和处理原则相同。TIA 的临床症状可完全恢复，不遗留后遗症，但可多次发作，每次发作都是卒中的警示信号，表明在近期具有很高的卒中发生风险，需立即治疗。

缺血性卒中

缺血性卒中常分为五种类型：大动脉粥样硬化型、心源性栓塞型、小动脉闭塞型、其他明确病因型、不明原因型。

1. 大动脉粥样硬化型：是脑梗死最常见的类型，在脑动脉粥样硬化引起大动脉狭窄（＞50%）的基础上，发生血栓形成，动脉到动脉栓塞、动脉远端低灌注或穿支动脉开口堵塞，造成局部脑组织血液供应中断而发生缺血。

2. 心源性脑栓塞型：血液中的各种栓子（如心脏内血栓、动脉粥样硬化斑块、脂肪、肿瘤细胞、纤维软骨或空气等）随血流进入脑动脉引起血流阻塞，导致相应供血区域脑组织缺血性坏死，其中来源于心脏的栓子最为多见。

3. 小动脉闭塞型：在高血压、糖尿病等疾病的基础上，大脑半球或脑干深部的小穿支动脉发生管腔闭塞，形成小缺血梗死灶。

4. 其他明确病因型：凝血功能障碍、血液成分改变、血管畸形、血管炎、结缔组织病、外伤等少见病因引起的缺血性卒中。

5. 不明原因型：未发现明确病因的缺血性卒中。

出血性卒中

出血性卒中分为两种类型：脑出血和蛛网膜下腔出血。

1. 脑出血：脑血管发生破裂，出血直接进入脑实质。常见病因包括高血压、脑淀粉样血管病、出血性疾病、脑血管畸形、梗死后出血、创伤、肿瘤等。

2. 蛛网膜下腔出血：脑表面血管破裂，出血进入包围脑实质的蛛网膜下腔。常见病因包括颅内动脉瘤、脑血管畸形等。

卒中的临床表现

卒中起病迅速，多有明确的发病时间。根据病变部位与严重程度不同，可表现出不同的神经功能缺损症状，如肢体力弱、口角歪斜、言语不清、饮水呛咳、偏身感觉异常、视野缺损、步态不稳或认知障碍等（图 4-1-1）。因出血可导致颅内压升高，出血性卒中患者还常伴有头痛、恶心、呕吐和不同程度的意识障碍，其中蛛网膜下腔出血头痛程度剧烈。

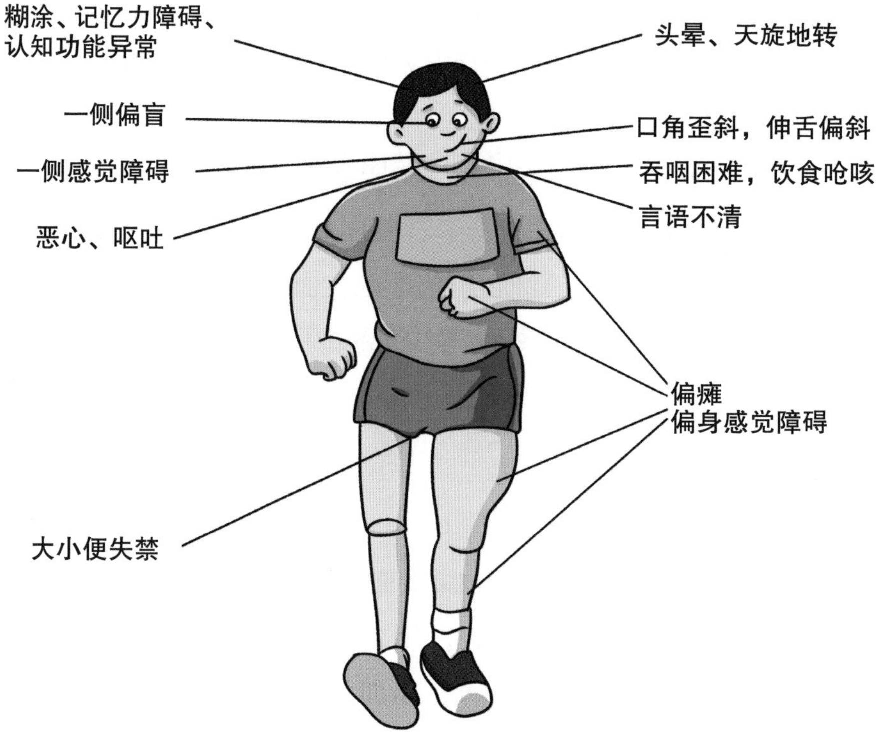

图 4-1-1　卒中的临床表现

卒中的常见症状

- 笑一笑：一侧面部麻木，口角歪斜、流口水。
- 动一动：上、下肢突感麻木、无力，手持物掉落。
- 说一说：突然说话困难，听不懂别人讲话，突发对近事遗忘。
- 看一看：黑蒙，视物模糊，视野缺损。
- 转一转：眩晕，不能站立，步态不稳。

小贴士

快速识别卒中的“FAST”评估法（图 4-1-2）

F（face）：脸，无法微笑，嘴巴或眼睛下垂。

A（arm）：手臂，无法顺利举手。

S（speech）：说话，无法流利对答或言语不清。

T（time）：时间，一旦发现身边人出现上述表现，立即拨打 120。

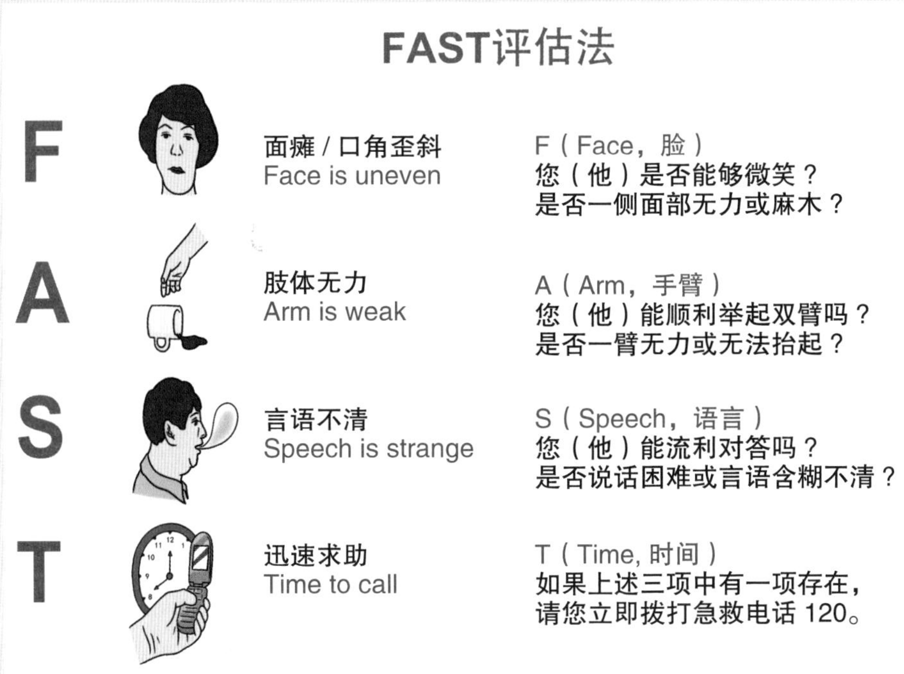

FAST评估法
F
面瘫 / 口角歪斜
Face is uneven
F（Face，脸）
您（他）是否能够微笑？
是否一侧面部无力或麻木？
A
肢体无力
Arm is weak
A（Arm，手臂）
您（他）能顺利举起双臂吗？
是否一臂无力或无法抬起？
S
言语不清
Speech is strange
S（Speech，语言）
您（他）能流利对答吗？
是否说话困难或言语含糊不清？
T
迅速求助
Time to call
T（Time, 时间）
如果上述三项中有一项存在，
请您立即拨打急救电话 120。

图 4-1-2　FAST 评估法

快速识别卒中的“120”三步法

“1”看 1 脸是否对称。

“2”查 2 侧手臂是否存在单侧无力。

“0”聆 0 听讲话是否清晰。

卒中的诊断

卒中的诊断需结合临床表现和辅助检查综合分析，首先判断是不是卒中，之后通过影像学检查判断是出血性卒中还是缺血性卒中，最后尽可能明确卒中的病因并确定治疗方案。

头颅 CT 是首选的影像学检查，主要用于识别出血性卒中。缺血性卒中发病 24 ～ 48 小时后头颅 CT 显示梗死灶，较小的梗死灶在 CT 上不能显示。如出现神经功能缺损症状，头颅 CT 未显示脑出血，应行头颅磁共振（MRI）或 24 小时后复查头颅 CT 排除缺血性卒中。头颅 MRI 对卒中的诊断灵敏性和特异性高，但检查时间更长，对患者的配合程度要求较高。急性缺血性卒中早期也可行多模态 CT 成像，包括头颈 CT 血管成像（CTA）和 CT 灌注成像（CTP）评估血管狭窄和脑血流灌注情况，指导再灌注治疗。

明确卒中类型后，需针对血管状态、心脏情况和危险因素等进行评估，尽可能明确卒中病因。

卒中的常见检查

- 血液检查：血常规、凝血功能、血糖、血脂、肝功能、肾功能、心功能等。
- 血管检查：颈部血管超声、经颅多普勒超声。
- 心脏检查：心电图，超声心动图、24 小时动态血压监测、24 小时动态心电图。
- 影像学检查：头颅 CT、头颅 MRI、头颅磁共振血管成像（MRA）或头颈 CTA 等。

脑梗死和脑出血的头颅 CT 有什么不同?

脑梗死灶在头颅 CT 上表现为低密度，即“颜色比正常脑组织黑”（图 4-1-3A），脑出血灶在头颅 CT 上表现为高密度，即“颜色比正常脑组织白”（图 4-1-3B）。

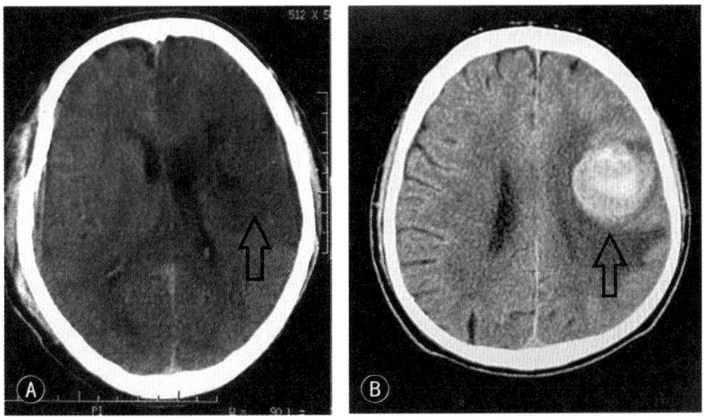

A. 脑梗死灶（黑色箭头）；B. 脑出血灶（黑色箭头）。

图 4-1-3 头颅 CT

卒中的治疗

卒中的治疗目标为减轻脑损伤，防治并发症，早期康复及预防复发（图 4-1-4）。

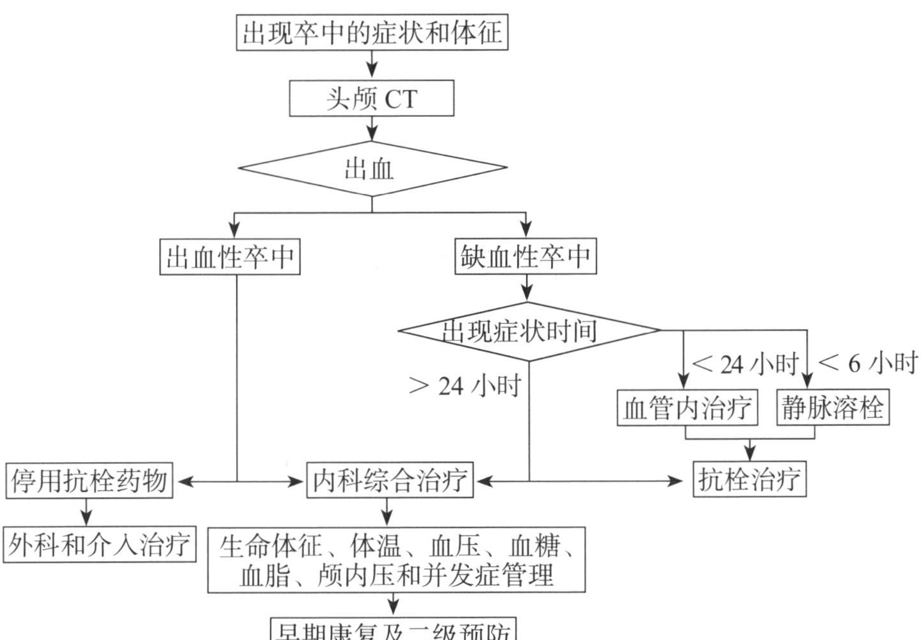

图 4-1-4 卒中患者诊疗流程

对于缺血性卒中，发病4.5小时内排除禁忌证后可考虑组织型纤溶酶原激活物溶栓治疗，发病24小时内大血管闭塞患者需考虑是否存在机械取栓等血管内治疗的适应证。根据不同病因可选择抗栓治疗药物。对于出血性卒中，应暂停抗栓治疗药物，积极纠正凝血异常。如患者存在高颅压，可适当将床头抬高20°～30°，使用甘露醇、甘油果糖、呋塞米或人血清白蛋白等减轻脑水肿，降低颅内压，必要时行血肿清除、脑室引流、去骨瓣减压等外科手术治疗。动脉瘤蛛网膜下腔出血患者，可考虑动脉瘤介入栓塞治疗。

所有患者均应密切监测生命体征和神经系统症状变化，保持气道通畅，卧床休息，避免情绪激动和用力排便，避免高热，积极调控血压、血糖、血脂，维持体液和电解质平衡，防治神经系统并发症如癫痫发作、脑梗死继发出血、脑水肿占位效应，全身并发症如吸入性肺炎、应激性溃疡，深静脉血栓，肺栓塞，心肌损伤等（图4-1-5）。

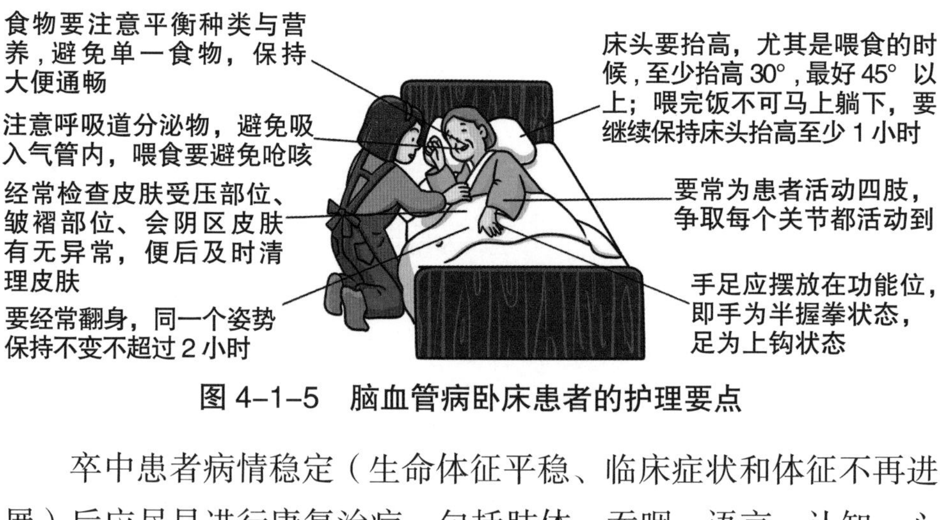
食物要注意平衡种类与营养，避免单一食物，保持大便通畅
注意呼吸道分泌物，避免吸入气管内，喂食要避免呛咳
经常检查皮肤受压部位、皱褶部位、会阴区皮肤有无异常，便后及时清理皮肤
要经常翻身，同一个姿势保持不变不超过2小时
床头要抬高，尤其是喂食的时候，至少抬高30°，最好45°以上；喂完饭不可马上躺下，要继续保持床头抬高至少1小时
要常为患者活动四肢，争取每个关节都活动到
手足应摆放在功能位，即手为半握拳状态，足为上钩状态

图4-1-5　脑血管病卧床患者的护理要点

卒中患者病情稳定（生命体征平稳、临床症状和体征不再进展）后应尽早进行康复治疗，包括肢体、吞咽、语言、认知、心

理和生活活动等综合康复训练，以最大限度恢复功能。同时，针对脑血管病的危险因素及病因进行治疗以预防复发。

卒中的预防

卒中的预防在于积极控制可干预性的危险因素，包括吸烟、酗酒、肥胖、动脉粥样硬化、高血压、糖尿病、血脂异常、心脏疾病等。心房颤动是心源性脑栓塞的高危因素，应根据危险分层和出血风险决定预防脑栓塞的抗凝方案。对于既往发生过 TIA 和非心源性卒中的患者，建议坚持服用抗血小板药物预防复发。存在症状的颅内外大动脉重度狭窄患者，在积极内科治疗和全面综合评估基础上，可考虑介入治疗以预防脑梗死。存在颅内动脉瘤的患者，应根据动脉瘤大小和部位充分评估破裂风险，必要时进行介入治疗以预防蛛网膜下腔出血。

卒中的常见诱因

高血压控制不佳、情绪波动、用力排便、剧烈体力活动、大量出汗、烟酒过量、暴饮暴食、过度疲劳、气温突变、感染、手术及重大创伤等。

（侯越）

参考文献

1. GREENBERG S M，ZIAI W C，CORDONNIER C，et al. 2022 Guideline for the Management of Patients With Spontaneous Intracerebral Hemorrhage：A Guideline From the American Heart Association/American Stroke Association. Stroke，2022，53（7）：e282-e361.

2. KLEINDORFER D O，TOWFIGHI A，CHATURVEDI S，et al. 2021 Guideline for the Prevention of Stroke in Patients With Stroke and Transient Ischemic Attack：A Guideline From the American Heart Association/American Stroke Association. Stroke，2021，52（7）：e364-e467.

第二节 深静脉血栓

深静脉血栓形成（deep venous thrombosis，DVT）是血液在深静脉内不正常凝结引起的疾病（图 4-2-1），常发生于下肢。血栓可引起肢体肿胀和疼痛，脱落可造成血栓栓塞，严重者可导致死亡。

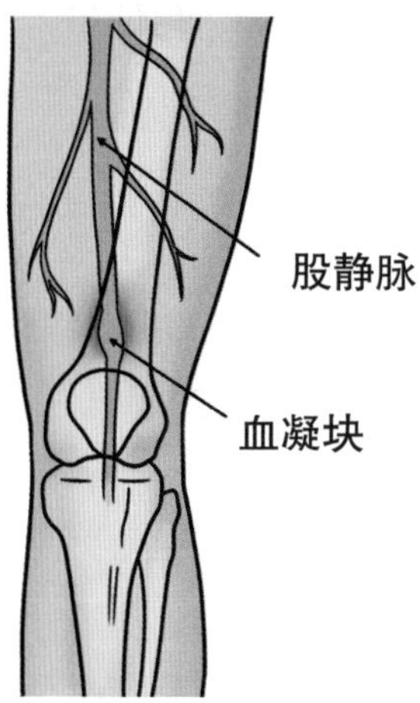

图 4–2–1 深静脉血栓

深静脉血栓的病因和危险因素

1. 静脉血流缓慢：是诱发下肢深静脉血栓形成最常见的原因。多见于长时间卧床，心脑血管疾病、手术后或外伤患者。

2. 血管壁损伤：常见的原因包括：①静脉内注射刺激性溶液和高渗溶液导致静脉炎和深静脉血栓形成；②静脉局部挫伤、撕裂伤或骨折碎片创伤均可导致静脉血栓形成。

3. 血液高凝状态：各种大型手术、烧伤、严重脱水、肿瘤、口服避孕药、使用止血药物、糖皮质激素、非甾体类药物等均可造成高凝状态。

深静脉血栓的临床表现

分期

根据发病时间，分为急性期（发病 14 天以内）、亚急性期（发病 15 ～ 30 天）和慢性期（发病 30 天后）。

症状

★ 急性期

1. 患肢肿胀：下肢肿胀最为常见，急性期患肢张力高，皮肤颜色泛红，皮温较健侧高。

2. 疼痛、压痛、发热：疼痛的原因主要有两方面：局部炎症和静脉回流受阻。压痛主要源于静脉血栓所致的炎症。急性期因为局部炎症反应和血栓吸收可出现低热。

3. 浅静脉曲张：属于代偿反应。当主干静脉堵塞后，下肢静脉血通过浅静脉回流，浅静脉代偿性扩张。

4. 股青肿：下肢静脉血栓中最严重的情况，当静脉回流严重受阻时，组织张力极度增高，致使下肢动脉痉挛，肢体缺血甚至坏死。表现为剧烈肿胀、疼痛，患肢皮肤发亮，伴有水疱或血疱，皮肤颜色呈青紫色，皮温冷，足背动脉、胫后动脉搏动消失，甚至可发生休克和坏疽。

★慢性期

一般指急性下肢深静脉血栓形成6个月后，出现慢性下肢静脉功能不全，其临床表现包括患肢沉重、胀痛、静脉曲张、色素沉着等，严重者可出现下肢高度肿胀、脂性硬皮病、经久不愈的溃疡。

深静脉血栓的诊断和治疗

辅助检查

突发性单侧下肢肿痛，结合近期有手术、严重外伤、骨折、肢体制动或长期卧床、肿瘤等病史，提示深静脉血栓可能大，通过进一步检查确认。

1.D-二聚体浓度测定：D-二聚体是继发性纤溶标志物，血栓形成时血液中D-二聚体浓度升高。

2.彩色多普勒超声：可显示出下肢深静脉血栓及其部位，操作简单、无创伤性，敏感性、准确性均较高，是诊断深静脉血栓的首选方法。

3.CT静脉成像：主要用于下肢主干静脉或下腔静脉血栓的诊断，准确性高。

4.磁共振静脉成像：能显示髂、股、腘静脉血栓，但不能很好地显示小腿静脉血栓。不需使用造影剂，尤其适用于孕妇。

5.静脉造影：准确率高，是诊断深静脉血栓的“金标准”。由于存在造影剂过敏、肾损害、血管壁损伤等缺点，不作为常规检查方法。

诊断流程

1. 临床可能性评估：可根据 Wells 评分（表 4-2-1）进行评估。

表 4-2-1　深静脉血栓形成的可能性判断（Wells 评分）

项目	得分
进展期癌症（治疗期、6 个月内或缓解期）	1
下肢制动（瘫痪、局部麻痹或近期石膏固定）	1
最近制动＞ 3 天或 3 月内大手术，需要局部或者全身麻醉	1
沿深静脉分布出现局限性压痛	1
整个肢体肿胀	1
腿肿胀：测量两侧胫骨粗隆以下 10 cm 的小腿周长，如相差＞ 3 cm	1
既往有下肢深静脉血栓形成病史	1
指凹陷性水肿局限于有症状的肢体	1
侧支循环浅静脉扩张（非静脉曲张）	1
其他比 DVT 更可能的诊断	–2

注：3 分 = 高危；1 ～ 2 分 = 中危；0= 低危；如果评分≥ 2 分，诊断可能性大，绝对风险＜ 50%。

2. 诊断流程见图 4-2-2。

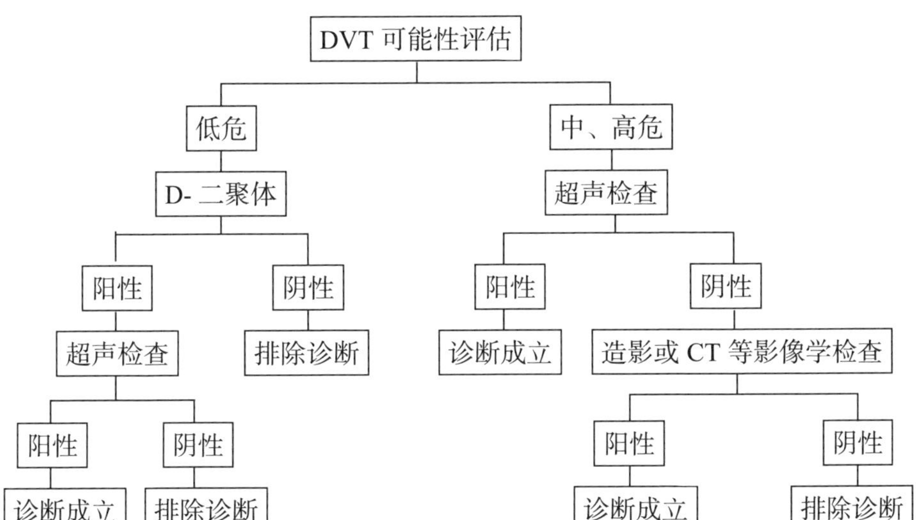

图 4-2-2　DVT 诊断流程

四、深静脉血栓治疗

主要治疗目的在于预防肺栓塞，减少并发症，降低致残率和死亡率。

急性期治疗

★药物治疗

（1）抗凝治疗

普通肝素：通常首先静脉负荷，之后静脉泵入，根据 APTT 调整剂量，使其延长至正常对照值的 1.5 ～ 2.5 倍。可引起血小板减少症，使用时应注意监测。由于治疗调整方法较烦琐，已很少采用。

低分子量肝素：皮下注射，使用方便。一般情况下无须监测凝血指标。对于出血风险高、严重肾功能不全者应减量。

华法林：治疗剂量个体差异大，药效易受多种食物和药物影响。初始治疗常与低分子量肝素联用，监测国际标准化比值（INR），建议 INR 维持在 2.0 ～ 3.0，老年人或出血高危人群 INR 可维持在 2.0 ～ 2.5。

新型口服抗凝药：口服吸收快，受食物影响少，通常不需常规监测抗凝药物疗效。与华法林相比，发生颅内出血的风险显著降低，但胃肠道出血并不少见。目前国内常用：①直接 Xa 因子抑制剂（利伐沙班、阿哌沙班、艾多沙班）：口服 3 ～ 4 小时血清浓度达峰值。可通过测定抗 Xa 因子活性评估疗效。轻、中度肾功能不全患者可正常使用，肌酐清除率＜ 30 mL/min 患者应慎用。②直接凝血酶抑制剂（达比加群酯）：口服约 2 小时血清浓度达峰值，可通过 APTT、TT、dTT 评估疗效。肾功能不全、高出血风险者应减量，肌酐清除率＜ 30 mL/min 患者慎用。

（2）静脉溶栓治疗

常用尿激酶、rt-PA，对急性期血栓疗效明确，由于血栓脱落、出血等不良反应临床使用受限。

★手术治疗

常用导管取栓术，通常不作为常规治疗方法。

★下腔静脉滤器

下腔静脉滤器分为临时性和永久性下腔静脉滤器。接受抗凝治疗的深静脉血栓患者，不常规应用下腔静脉滤器。下列情况可考虑置入临时性下腔静脉滤器：髂、股静脉或下腔静脉内有大块漂浮血栓；急性 DVT 拟行导管溶栓或手术取栓等血栓清除术；具有肺栓塞高危因素且患肢行腹部、盆腔或下肢手术。永久性下腔静脉滤器主要用于反复发生静脉血栓栓塞，不能进行抗凝药物治疗的患者。

慢性期治疗

去除诱因后，可选择间歇气压治疗、穿弹力袜预防血栓形成。是否需要继续抗凝治疗、抗凝治疗疗程应由医师充分权衡长期获益及风险后决定。

小贴士

如何预防深静脉血栓？

1. 尽量避免长期卧床或长时间下肢制动。
2. 静脉瓣功能障碍的老年人可穿戴弹力袜。
3. 术后鼓励患者主动活动患肢足趾，可应用腿部充气压迫装置使肌肉被动运动，尽早下床活动。
4. 预防性使用抗凝药物。

（张雨濛）

参考文献

1. MAZZOLAI L，AGENO W，ALATRI A. et al. Second consensus document on diagnosis and management of acute deep vein thrombosis：updated document elaborated by the ESC Working Group on aorta and peripheral vascular diseases and the ESC Working Group on pulmonary circulation and right ventricular function. Eur J Prev Cardiol，2022，29（8）：1248-1263.
2. 静脉血栓栓塞症抗凝治疗微循环血栓防治共识专家组 . 静脉血栓栓塞症抗凝治疗微循环血栓防治专家共识 . 中华老年多器官疾病杂志，2017，16（4）：241-244.

第三节 肺栓塞

肺栓塞是由各种栓子阻塞肺动脉或其分支引起肺循环障碍和心功能异常的临床综合征，包括肺血栓栓塞症（pulmonary thromboembolism，PTE）、脂肪栓塞综合征、羊水栓塞等。其中，肺血栓栓塞症（以下简称肺栓塞）最常见，特指来自静脉或右心的血栓阻塞肺动脉或分支，导致肺循环和呼吸功能障碍。大面积肺栓塞可引起肺缺血缺氧和心排血量下降，导致循环衰竭甚至猝死。约 1/3 的患者为突发致死性肺栓塞，误诊、漏诊率高，约半数以上患者生前未能确诊。因此，提高对肺栓塞的全面认识并进行科学防治意义重大。

肺栓塞是如何发生的?

双下肢和骨盆的深静脉血栓是肺栓塞的重要来源，血流淤滞、血液高凝状态和血管内皮损伤是静脉血栓形成的条件。血栓导致肺动脉或分支阻塞，引起血流减少或中断，发生不同程度的血流动力学和气体交换障碍。

哪些人容易患肺栓塞?

常见的易患因素包括：深静脉血栓形成、创伤、手术、下肢骨折、关节置换、脊髓损伤、肿瘤、自身免疫性疾病、肾病综合征、慢性心功能不全、呼吸衰竭、炎症性肠病、感染、口服避孕药、激素替代治疗、静脉置管、长时间卧床、久坐不动（如长时间乘车或飞机旅行）、静脉曲张等。肺栓塞的发生风险与年龄增加相关，老年人比年轻人更容易发生肺栓塞，40岁以上人群，年龄每增加10岁，肺栓塞发病率增加约1倍。

哪些症状提示可能患有肺栓塞?

肺栓塞的临床症状多种多样，缺乏特异性。患者的症状也有很大差别，轻者可无症状，重者可表现为低血压、休克，甚至猝死。

常见的临床表现如下。

1. 呼吸困难、气促：是最常见的症状，尤以活动时更明显。

2. 胸痛：发作可无规律，持续时间可长可短，部分患者吸气时疼痛加重，疼痛性质可为尖锐性疼痛或闷痛。

3. 晕厥：可为肺栓塞患者的首发症状，部分患者可表现为烦躁不安、惊恐甚至濒死感，严重者可出现低血压、休克甚至猝死。

4. 下肢肿胀，双下肢粗细不一致。

5. 咯血、咳嗽、心悸、发热、乏力、发绀等。

肺栓塞常用的诊断和评估方法

1. 动脉血气分析：结果可以正常，可表现为低氧血症、低碳酸血症、肺泡－动脉血氧梯度增大及呼吸性碱中毒。

2. 血浆 D- 二聚体（D-dimer）：机体血栓形成时升高，是诊断肺栓塞的敏感指标，但特异性较低，需要结合临床综合考虑。

3. 血浆肌钙蛋白：包括超敏肌钙蛋白（hs-cTn）、肌钙蛋白 I（cTNI）及肌钙蛋白 T（cTNT），是评价心肌损伤的指标，升高提示急性肺栓塞患者预后不良。

4. BNP 和 NT-proBNP：是心肌细胞在心室扩张或压力负荷增加时合成和分泌的心源性激素，其升高水平可反映心功能不全及血流动力学异常的严重程度，可用于评估急性肺栓塞患者的预后。

5. 心电图：多为非特异性心电图改变，常见的有 V_1 ～ V_4 导联 ST 段和 T 波异常、完全或不完全性右束支传导阻滞，部分患者出现特异性 $S_{\mathrm{I}}Q_{\mathrm{III}}T_{\mathrm{III}}$。

6. 超声心动图：可表现为右心室和（或）右心房扩大，室间隔左移，肺动脉干增宽、肺动脉压升高等，对肺栓塞诊断、预后判断有重要价值。

7. 胸部 X 线片：大面积急性肺栓塞患者胸片可出现肺缺血征象、右心室扩大征、楔形阴影等表现。

8. CT 肺动脉造影（computed tomography pulmonary angiography，CTPA）（图 4-3-1）：是诊断肺栓塞的无创检查方法，可直接观察肺动脉血栓的形态、严重程度、累及的部位和范围，主要用于确诊主肺动脉及段以上分支的血栓，但对于亚段及以下的小肺动脉分支内血栓诊断的敏感性较差。

9. 核素肺通气/灌注扫描：是肺栓塞重要的诊断方法，敏感性、特异性均较高；但干扰因素较多，需结合临床综合分析。

10. 肺动脉造影：是诊断肺栓塞的“金标准”，但肺动脉造影是一种有创性检查，在其他检查难以确定诊断时，如无禁忌证，可行造影检查。

11. 下肢深静脉检查：所有疑诊肺栓塞的患者均应检查有无下肢深静脉血栓形成，一般采用双下肢血管超声检查。

12. 病因筛查：主要包括抗凝蛋白（抗凝血酶、蛋白 C 和蛋白 S 活性）、抗磷脂综合征及易栓症相关检测等。

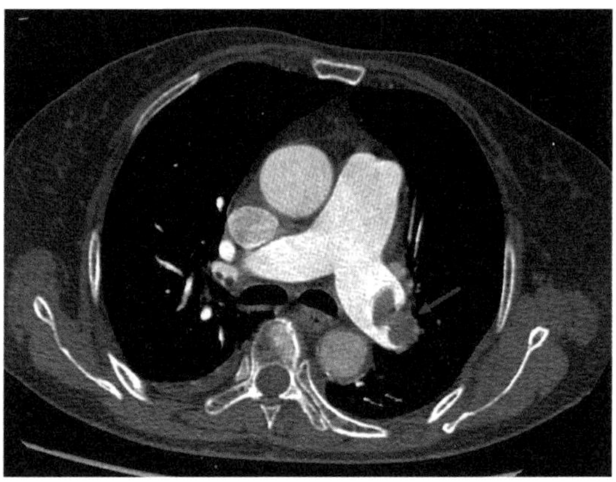

蓝色箭头所示肺动脉内充盈缺损（灰色团块影），提示肺栓塞。

图 4–3–1　CT 肺动脉造影

如何治疗肺栓塞？

应根据血流动力学状态、心肌损伤标志物及右心室功能等指标综合评估病情的严重程度，明确危险分层，制定治疗策略。

1. 对于急性肺栓塞高危患者（合并休克或持续性低血压），应尽快行溶栓治疗。由于溶栓治疗出血风险高，部分患者发生脑出血和消化道大出血可危及生命，应充分评估获益/风险，严格掌握溶栓适应证，在溶栓过程中需要严密监测。溶栓禁忌或溶栓失败的高危患者，需考虑是否行介入手术导管取栓或外科血栓清除术。

2. 对于中危或低危急性肺栓塞患者（不伴休克或持续性低血压）建议抗凝治疗，如出现血流动力学异常应进行补救性溶栓或血管再通治疗。

3. 对于有使用抗凝药物绝对禁忌证，或经严格抗凝治疗后反复发作的急性肺栓塞患者可考虑置入静脉滤器。

如何选择治疗肺栓塞的抗凝药物？

常用的治疗肺栓塞的抗凝药物包括胃肠外抗凝药物和口服抗凝药物。

1. 胃肠外抗凝药物如下。

肝素、低分子量肝素、磺达肝癸钠、阿加曲班、比伐芦定，临床常用低分子量肝素。

2. 口服抗凝药物如下。

（1）传统口服抗凝药物：华法林。

华法林是常用的抗凝药，但起效慢、个体差异大，用药安全范围小，药物吸收代谢受多种因素影响，疗效易受药物和食物影响，需定期监测 INR 判断抗凝疗效并调整用药剂量。一般 INR 控制在 2 ～ 3。华法林过量可用维生素 K 拮抗。

（2）新型口服抗凝药物（NOAC）：利伐沙班、阿哌沙班、艾多沙班、达比加群酯等。

新型口服抗凝药物起效快，疗效个体差异较小，药物吸收代谢影响因素较少。但对于老年、肝肾功能不全患者需个体化调整治疗剂量，警惕出血风险。患者一旦发生出血事件，应立即停药，尽快就诊，目前国内已上市达比加群酯的特异性拮抗剂——依达赛珠单抗，该药能与达比加群酯以 1 ∶ 1 的比例高度结合，拮抗达比加群酯的抗凝作用；Andexanet alfa 可以逆转利伐沙班、阿哌沙班和艾多沙班的抗凝作用，但尚未在国内上市。

如确诊肺栓塞应尽早给予抗凝治疗，需结合患者个体情况综合考虑选择合适的抗凝药物治疗方案。

如何预防肺栓塞?

应先积极寻找并去除病因和诱因。正常人避免长时间肢体不活动，乘飞机、火车时注意活动下肢，促进下肢血液流动，避免外伤和粗暴按摩，多饮水。深静脉血栓、下肢静脉炎、静脉曲张等高危人群应及时治疗，手术后患者应尽早下床活动、预防性使用抗凝药物治疗。长期卧床患者建议进行床上肢体活动，不能自主活动时应被动活动，使用间歇充气加压泵、弹力袜等，身体允许的条件下可以尽早下地活动。

（张晶，刘梅林）

参考文献

1. 中华医学会呼吸病学分会肺栓塞与肺血管病学组，中国医师协会呼吸医师协会呼吸医师分会肺栓塞与肺血管病工作委员会，全国肺栓塞与肺血管病防治协作组 . 肺血栓栓塞症诊治与预防指南 . 中华医学杂志，2018，98（14）：1060-1087.

第四节 阻塞性睡眠呼吸暂停低通气综合征

阻塞性睡眠呼吸暂停低通气综合征（obstructive sleep apnea hypopnea syndrome，OSAHS）是一种以睡眠过程中反复发生上呼吸道完全或不完全阻塞而导致频繁发生呼吸暂停或低通气为特征的睡眠呼吸障碍性疾病。流行病学调查发现，普通人群 OSAHS 的患病率为 2% ～ 5%，而 65 岁以上老人患病率达 20% ～ 40%。OSAHS 虽然是呼吸系统疾病，但却可引起心血管、神经、内分泌等全身多个系统的损害，严重影响患者的生活质量和寿命。随着肥胖的流行及人口老龄化的加速，OSAHS 已经成为突出的公共健康问题，其心血管系统的损害也获得了越来越多的关注。

OSAHS 是如何发生的？

发生 OSAHS 的直接原因是上呼吸道（鼻、咽、喉）的狭窄和阻塞，还有呼吸中枢神经调节障碍（图 4-4-1）。引起上呼吸道狭窄和阻塞的原因很多，包括鼻中隔偏曲、息肉、鼻甲肥大、扁桃体肥大、软腭过长、舌体肥大、舌骨后移等。此外，肥胖、上呼吸道组织黏液性水肿，以及口咽或喉咽部肿瘤等也均为致病因素。与中青年相比，老年人更易出现咽腔骨质的退变及脂肪沉积，同时老龄化可导致睡眠时咽壁肌肉张力降低、咽腔感觉低下，导致睡眠过程中上呼吸道更容易塌陷。

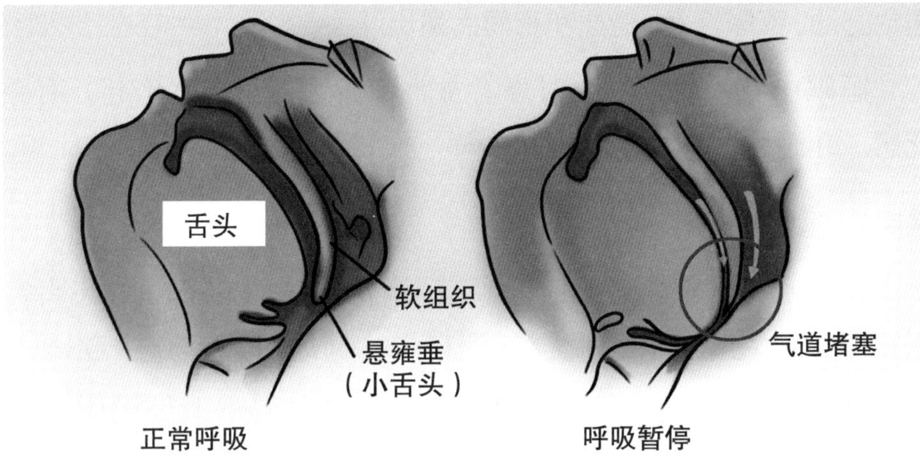

图 4-4-1 阻塞性睡眠呼吸暂停的形成机制

哪些症状提示可能患有 OSAHS？

打鼾

睡眠中打鼾意味着气道有部分狭窄和阻塞，是本症的特征性表现，这种打鼾和习惯性打鼾的不同是：音量大、十分响亮；鼾音不规则、时而间断，OSAHS 打鼾时为呼吸暂停期。随着年龄增大。老年患者呼吸动力减小，鼾声较成年人小，有时甚至不易觉察。

日间嗜睡

患者表现为日间困倦或嗜睡感，患者可立即入睡，并且无法控制，患者工作、交谈、进食时，甚至骑自行车时也可因入睡而摔倒。有的患者可能没有意识到过度嗜睡是疾病的表现，误以为是一种生活习惯。有的患者自己不能明确区分困倦和疲劳，常诉易于疲劳、工作和学习能力下降。

睡觉好动、夜尿增多、遗尿和夜间大量出汗

睡眠中呼吸暂停发生时患者常常惊醒，甚至突然坐起，有濒死感。在睡眠中常发生类似拍击样、震颤样四肢运动或梦游症等。

晨起头痛、口干

因鼻咽部往往是睡眠时呼吸道塌陷闭塞的主要部位，患者需张口呼吸避免窒息，因此会感到口干。糖尿病患者合并 OSAHS 如出现口干、尿多易被解释为糖尿病症状，而忽视了 OSAHS。

性格及认知行为异常

性格变化包括急躁、压抑、精神错乱、幻觉、极度敏感、敌视、好动，易发生行为失当、嫉妒、猜疑、焦虑沮丧、智力和记忆力减退以及性功能障碍等。

OSAHS 对心脑血管系统有哪些影响?

高血压

至少 30% 的高血压患者合并 OSAHS，而 45% ～ 48% 的 OSAHS 患者有高血压。OSAHS 相关高血压患者常失去正常昼夜节律的变化，表现为夜间及晨起时血压高；另外就是表现为顽固性高血压，用药物不易控制，治疗 OSAHS 后多可恢复正常。

冠心病

OSAHS 与冠心病密切相关，是冠心病发病的独立危险因素。经冠状动脉造影显示有单支或多支冠状动脉狭窄的冠心病患者，有 35% 合并 OSAHS，而约 50% 的 OSAHS 患者存在冠状动脉病

变。此类患者心绞痛多在夜间发作，服用硝酸甘油类药物不能缓解，而治疗 OSAHS 后能部分缓解。

心力衰竭

40% ～ 60% 的慢性充血性心力衰竭患者合并 OSAHS，而 OSAHS 患者因为呼吸暂停造成心肌缺血缺氧和胸腔内压力改变，使心脏负荷加重，心排血量下降，可引起或加重心脏病患者的心力衰竭。

心律失常

重度 OSAHS 患者复杂室性异位节律、房性期前收缩、心房颤动和房室传导阻滞等多种心律失常明显高于对照组，其中复杂室性异位节律增加近 2 倍，非持续性室性心动过速增加 3 倍，心房颤动的相对危险度增加 4 倍。研究表明 OSAHS 与心房结构和功能重塑有关，应用持续气道正压通气治疗 OSAHS 可以降低射频消融治疗后心房颤动的复发。

卒中

50% 以上的脑卒中患者合并有 OSAHS。本症卒中风险的相关因素包括呼吸暂停发作时血流降低（胸内负压和颅内压升高所致）、高凝状态、动脉粥样硬化和高血压，合并 OSAHS 的卒中患者的病死率更高。

猝死

有学者对生前曾接受过多导睡眠图监测的 112 例心源性猝死患者进行分析，发现午夜 0 时至 6 时睡眠期间猝死者中，46% 生前患有 OSAHS。OSAHS 与夜间猝死的关系在老年人和婴幼儿中更为明显。OSAHS 患者睡眠猝死的原因可能与 OSAHS 诱发或加重心肌梗死及严重心动过缓有关。

OSAHS 诊断及严重程度判断标准

诊断标准

呼吸暂停低通气指数（AHI），即每小时睡眠中发生呼吸暂停及低通气的总次数≥5 次 / 小时，伴日间过度嗜睡等症状；或 AHI≥15 次 / 小时。

严重程度判断标准

轻度 OSAHS，AHI 5～14.9 次 / 小时；中度 OSAHS，AHI 15～29.9 次 / 小时；重度 OSAHS，AHI≥30 次 / 小时。

OSAHS 有效的治疗方法

病因治疗

纠正引起 OSAHS 或使之加重的基础疾病，如应用甲状腺素治疗甲状腺功能减退等。

一般治疗

对 OSAHS 患者均应进行多方面的指导，包括：①减重、控制饮食、运动；②戒酒、戒烟、慎用镇静催眠药物及其他可引起或加重 OSAHS 的药物；③侧卧位睡眠；④适当抬高床头；⑤避免白天过度劳累。

非手术治疗

1. 经鼻持续气道正压通气

经鼻持续气道正压通气（nCPAP）也就是常说的呼吸机治疗，是成人 OSAHS 患者的首选治疗方法，适用于中重度患者，以及存在冠心病、卒中、糖尿病等合并症的轻度患者。nCPAP 犹如一个上呼吸道的空气扩张器，可以防止吸气时软组织的被动塌陷，并刺激颏舌肌的机械感受器，使气道张力增加。可单独作为一种疗法，也可和外科手术配合使用。通常需要通过压力滴定来确定合适的通气模式及压力，并定期复查。良好的治疗依从性是临床获益的关键。

2. 各种矫治器

睡眠时戴专用矫治器可以抬高软腭，牵引舌主动或被动向前及下颌前移，达到扩大口咽及喉咽部、改善呼吸的目的，是治疗鼾症的主要手段或非外科治疗的重要辅助手段，但对重症 OSAHS 患者无效。

3. 药物治疗

目前尚无疗效确切的药物。

手术治疗

仅适用于需手术解除上呼吸道阻塞的患者，必须严格掌握手术适应证。常用的手术方法有以下几种：①扁桃体、腺样体切除术，这类手术仅用于青春期前有扁桃体、腺样体增生所致的儿童患者，一般术后短期有效，随着青春发育，舌、软腭肌发育后，仍可复发；②鼻腔手术，由鼻中隔偏曲、鼻息肉或鼻甲肥大引起的鼻气道阻塞者，可行鼻中隔成形术，鼻息肉或鼻甲切除，以减轻症状；③悬雍垂、腭、咽成形术，此手术是通过切除悬雍垂过长的软腭后缘和松弛的咽侧壁黏膜，将咽侧壁黏膜向前拉紧缝合，达到缓解软腭和口咽水平气道阻塞的目的，但不能解除喉咽部的气道阻塞；④正颌外科，包括下颌骨前徙术、颏前徙术、舌骨下肌群切断悬吊术、双颌前徙和舌骨前徙术等。

小贴士

如何诊断 OSAHS？

多导睡眠图（PSG）监测是诊断 OSAHS 的标准手段，它不仅可判断其严重程度，还可全面定量评估患者的睡眠结构，睡眠中呼吸紊乱、低血氧情况，以及心电、血压的变化。PSG 检查应在睡眠呼吸实验室中进行至少 7 小时的数据监测。PSG 监测的项目包括脑电图、眼电图、颏肌电图、胫前肌电图、心电图、胸腹壁呼吸运动、膈肌功能、口鼻气流，以及血氧饱和度等。

（张志刚）

参考文献

1. NEILAN T G，FARHAD H，DODSON J A，etal. Effect of sleep apnea and continuous positive airway pressure on cardiac structure and recurrence of atrial fibrillation.J Am Heart Assoc，2013，2（6）：e421.
2. IFERGANE G，OVANYAN A，TOLEDANO R，etal. Obstructive sleep apnea in acute stroke：arole for systemic inflammation.stroke，2016，47（5）：1207-1212.
3. ZHANG Z，WANG Y，LI H，et al. Age-specific markers of adiposity in patients with obstructive sleep apnea. Sleep Medicine，2021，83：196-203.

第五节 消化道高出血风险及出血患者管理

什么是消化道出血？

消化道出血是指消化道的所有器官，包括食管、胃、小肠、结肠、直肠中的任何部位出血，但可能会因其发生在体内而不被察觉，不过有时会出现一些征象。消化道出血有 2 种常见类型。“上消化道出血”指的是食管、胃和近端小肠出血。“下消化道出血”指远端小肠、结肠及直肠出血。

消化道出血有何症状？

上消化道出血和下消化道出血的症状有所不同。一些患者没有症状，是在医护人员检查直肠或查血常规示贫血后才发现出血。

上消化道出血的症状

- 呕吐血液或咖啡渣样物质。
- 排黑色柏油样便。
- 排鲜血便（出血量大时）。

下消化道出血的症状

- 排鲜血便。
- 排黑色柏油样便。

消化道出血的症状及体征

- 贫血相关症状：乏力、头晕、心悸。
- 腹部不适或腹痛。
- 血压降低、心跳快。
- 皮肤、黏膜苍白。

消化道出血高风险人群

服用诱发消化道损伤药物的人群

●非甾体抗炎药（如布洛芬、洛索洛芬等），选择性 COX-2 抑制剂（如依托考昔、塞来昔布等）。

●双膦酸盐类（如阿仑膦酸钠）。

●抗血栓药物：口服抗凝药（华法林、达比加群、利伐沙班、艾多沙班等）和抗血小板药物（替格瑞洛、阿司匹林、氯吡格雷等）。老年人（＞65 岁）服用此类药物时，出血风险更高。

●长期服用类固醇激素。

需要注意的是，铋剂、药用炭、甘草和铁剂可使大便变黑，但这并非消化道出血所致的黑便。

合并消化道疾病的人群

- 胃溃疡或十二指肠溃疡。
- 食管炎。
- 食管 – 胃底静脉曲张（如肝硬化门静脉高压所致）。
- 消化道血管异常（如 Dieulafoy 病变）。
- 消化道肿瘤（如胃癌、结直肠癌等）。

● 结肠炎（如溃疡性结肠炎、克罗恩病、缺血性结肠炎、感染性结肠炎等）。

● 肛门直肠病变（如痔疮、肛裂等）。

创伤或医源性出血的人群

● 食管贲门黏膜撕裂综合征：各种原因所致剧烈呕吐，诱发贲门黏膜撕裂。

● 医源性出血：内镜活检、息肉切除术后、胃肠术后吻合口溃疡、ERCP 术后出血。内镜活检或息肉切除术后出血通常呈自限性，不过也可急性发生活动性动脉出血。延迟性出血可晚至内镜下息肉切除术后 3 周才出现，可能是由凝固的焦痂脱落导致。

口服抗栓药物消化道损伤和出血风险评估及预防

使用抗栓药物前，应评估消化道损伤的风险并采取防治措施。建议对有消化性溃疡病史、消化不良及胃食管反流症状的患者进行幽门螺杆菌筛查，根除幽门螺杆菌可降低溃疡发生的风险。应根据患者的年龄、心血管疾病危险因素、合并症及联合用药等评估血栓及出血风险，在获益超过风险的前提下使用抗栓药物。老年人各器官功能减退，胃肠道黏膜防御能力下降，使用抗栓药物时出血风险增加，应监测相关不良反应，如消化道症状和出血倾向。对于存在高出血风险和出血倾向的患者，须进行综合评估决定是否调整抗栓药物的剂量和种类，如有条件可进行实验室检测评估抗栓药物的疗效，必要时加用质子泵抑制剂或 H_2 受体拮抗剂等进行消化道保护。不同抗栓治疗方案预防性使用质子泵抑制剂的指征如图 4-5-1 所示。

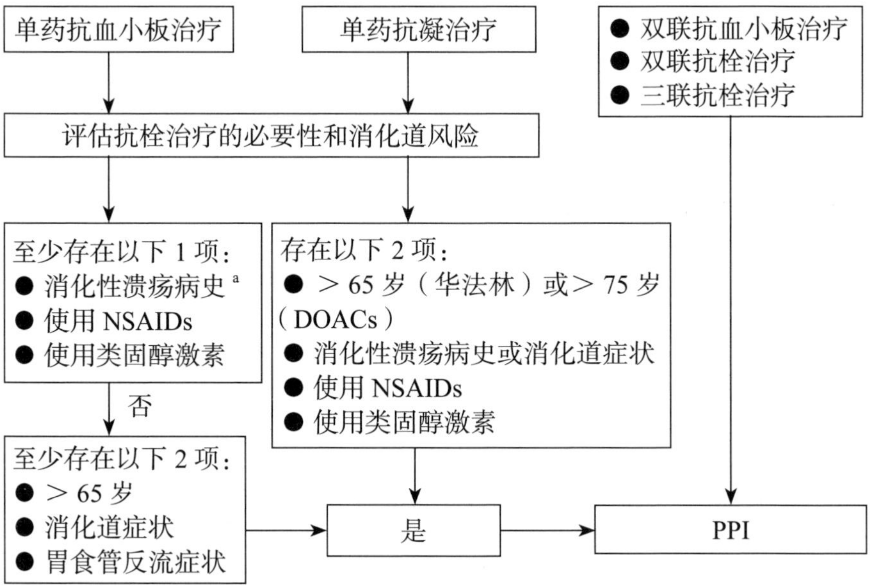

NSAIDs，非甾体抗炎药；DOACs，直接口服抗凝药；
PPI，质子泵抑制剂。[a] 筛查并治疗幽门螺杆菌。

图 4–5–1　不同抗栓治疗方案预防性使用 PPI 的指征

引自：中华心血管病杂志（网络版）编辑委员会. 口服抗栓药物相关消化道损伤防治专家共识. 中华心血管病杂志（网络版），2021，4（1）：1-8.

口服抗栓药物消化道损伤的治疗

常用胃肠道保护药物

1. 常用抑酸药

质子泵抑制剂（如雷贝拉唑、泮托拉唑、艾司奥美拉唑等）是防治上消化道损伤的首选药物，优于 H_2 受体拮抗剂（如法莫替丁、雷尼替丁）和黏膜保护剂。建议高消化道损伤风险的患者联用质子泵抑制剂，病情稳定后间断服用质子泵抑制剂或改为 H_2 受体拮抗剂。尚无有效预防下消化道出血的药物。

2. 常用黏膜保护药

替普瑞酮可减少胃肠道症状，具有改善溃疡和胃黏膜病变的作用。瑞巴派特可增加胃黏膜血流量、前列腺素 E_2 合成和胃黏液分泌，有改善急性胃黏膜病变、预防溃疡发生和促进溃疡愈合的作用。

口服抗栓药物消化道出血的治疗

如发生消化道出血，应尽快就诊，根据消化道出血严重程度选择不同的诊疗措施。如微量出血，可密切观察下继续原有抗栓治疗方案；少量的消化道出血需降级抗栓治疗方案；若出现血红蛋白下降＞ 20 g/L，可能需要停用抗栓药物。由于停用抗栓药物后血栓风险增加，需在医生指导下进行抗栓治疗的调整方案。抗凝药物导致威胁生命的消化道大出血时应给予拮抗剂，如服用华法林的患者应用维生素 K，服用达比加群的患者可静脉注射达比加群特异性逆转剂依达赛珠单抗。内镜下止血是关键的治疗手段，部分患者可能需介入止血治疗，甚至是外科手术止血。

出血停止后抗栓治疗重启策略

抗栓治疗中断时心血管事件的发生风险增加，消化道出血停止后尽快重启抗栓治疗可改善预后。应根据患者的消化道和心血管风险，评估是否可缩短抗栓药物使用时长、换用药效较弱的抗栓药物、减少抗栓药物剂量或调整抗凝药物种类，制定个体化抗栓治疗和胃肠道保护方案，逐步恢复抗栓治疗。重启抗栓治疗应在医生指导和密切监测下进行。

（陈珑）

参考文献

1. 中华心血管病杂志（网络版）编辑委员会 . 口服抗栓药物相关消化道损伤防治专家共识 . 中华心血管病杂志（网络版），2021，4（1）：1-8.
2. LAINE L，BARKUN A N，SALTZMAN J R，et al. ACG Clinical Guideline：Upper Gastrointestinal and Ulcer Bleeding. Am J Gastroenterol，2021，116（5）：899.
3. STRATE L L，GRALNEK I M. ACG Clinical Guideline：Management of Patients With Acute Lower Gastrointestinal Bleeding. Am J Gastroenterol，2016，111（4）：459-474.

第六节 造影剂肾病及相关不良反应

随着影像技术不断发展，碘造影剂在介入治疗、血管造影等领域的应用日益增多，碘造影剂引起的急性肾损伤及相关不良反应备受关注。

何为造影剂肾病?

造影剂肾病（contrast induced nephropathy，CIN）指排除其他损伤肾脏的因素后，血管内注射碘造影剂后 48 小时内出现的急性肾损伤，一般定义为血肌酐较基线水平升高大于 44.2 μmol/L（0.5 mg/dL）或 25%，是医源性急性肾损伤的常见原因。造影剂肾病多为一过性损伤，但也可能引起严重后果，导致远期肾功能不全，甚至需要透析治疗。

哪些人易患造影剂肾病?

造影剂肾病发生率较低，有高龄、慢性肾脏疾病、糖尿病、低血压、高血压、心力衰竭等多种危险因素时，造影剂肾病的发生风险增加。联用影响肾功能药物、短时间内反复使用造影剂等会增加造影剂肾病的风险。

建议在接受造影剂检查前进行综合评估，可采用 Mehran 评分（表 4-6-1）评估发生 CIN 及透析的风险（表 4-6-2）。

表 4–6–1　Mehran 评分

危险因素	分值
低血压 / 休克	5
主动脉内球囊反搏（IABP）	5
慢性心力衰竭	5
年龄＞ 75 岁	4
贫血	3
糖尿病	3
对比剂剂量（每 100 mL）	1
血肌酐＞ 1.5 mg/dL	4
或 eGFR [mL/（min·1.73 m^2）]	
40 ～ 60	2
20 ～ 39	4
＜ 20	6

表 4–6–2　危险因素评分值与相应的 CIN 及透析风险

危险因素评分（分）	CIN 风险（%）	透析风险（%）
≤ 5	7.5	0.04
6 ～ 10	14	0.12
11 ～ 15	26.1	1.09
≥ 16	57.3	12.60

如何预防造影剂肾病?

造影剂肾病的预防措施如下。

1. 水化：是目前公认的可有效预防或减少造影剂肾病发生的方法，但最佳的水化方案（静脉补液的速度、时间等）还没有统一推荐，一般建议术前 6 ～ 12 小时及术后 12 ～ 24 小时以 1.0 mL /（kg·h）的速度静脉输注生理盐水。心功能不全患者为防止容量负荷过重，水化剂量可减半。

2. 造影剂种类及剂量：①选择低渗性或等渗性造影剂；②造影剂肾病属于剂量依赖性的不良反应，在满足成像和诊断的前提下，应使用最少剂量的造影剂。

造影剂相关的其他不良反应

★过敏反应

目前常用的造影剂出现过敏反应尤其是严重过敏反应比较少见，造影剂过敏反应常发生于皮肤、心血管、呼吸和胃肠系统，其中最常见的过敏反应是皮肤过敏，多为急性发作。轻者可仅表现为局限性荨麻疹、皮肤瘙痒，严重者可出现喉头水肿、支气管痉挛和呼吸困难，发生过敏性休克或呼吸心搏骤停，如处置不当可导致严重后果，甚至死亡。

轻度过敏反应大多为一过性，可自行缓解，无须特殊治疗，但应严密观察，避免过敏反应加重，及时识别和处理严重过敏反应。有造影剂过敏史的患者应尽量避免再次使用造影剂进行诊疗，如必须使用，可考虑预防性应用抗过敏药物或激素，同时严密观察，备好急救药物及设备。

★ 含碘造影剂血管外渗

轻症者可加压包扎，疼痛明显者，局部给予冰袋冷敷。

重症者表现为局部组织肿胀、皮肤溃疡、软组织坏死或间隔综合征等。要抬高患肢，促进血液回流，使用硫酸镁外敷等，严重者应住院治疗进行外科干预。

★ 造影剂脑病

常在造影剂注射后数分钟至数小时内出现。临床表现多样化，包括皮质盲、偏瘫、癫痫、眼肌麻痹等，其中皮质盲占 30% 以上。CT 平扫或磁共振成像检查表现为弥漫性脑水肿，CT 可见皮质及皮质下弥漫性对比增强。一般 24 ～ 48 小时可缓解或治愈，极少出现重症或死亡。

（刘杰）

参考文献

1. DAVENPORT M S，PERAZELLA M A，YEE J，et al. Use of intravenous iodinated contrast media in patients with kidney disease：Consensus Statements from the American College of Radiology and the National Kidney Foundation. Radiology，2020，294（3）：660-668.

第七节 自身免疫性疾病相关心血管损害

什么是免疫系统?

免疫系统是人体的屏障，分为固有免疫和适应性免疫。固有免疫从出生就存在，是一种非特异性防御机制，由上皮屏障（皮肤、胃肠道及呼吸道黏膜、黏膜产生的黏液、局部抗菌肽和纤毛等）、巨噬细胞、中性粒细胞、自然杀伤细胞、树突状细胞及补体蛋白组成。适应性免疫后天获得，是一种特异性防御机制，分为细胞免疫和体液免疫，分别由T淋巴细胞和B淋巴细胞主导完成。正常情况下，免疫系统能帮助人体抵抗病原体，维护身体的健康平衡状态。当免疫系统紊乱时，会出现自身免疫性疾病。

什么是自身免疫性疾病?

自身免疫性疾病是身体出现异常免疫应答、免疫耐受破坏的炎症状态，可累及身体的所有器官和系统。自身免疫性疾病可分为急性和慢性，根据累及范围，可分为全身性疾病和单一组织器官疾病；全身性疾病主要包括系统性红斑狼疮、血管炎、类风湿关节炎、干燥综合征等，单一组织器官疾病主要包括自身免疫性甲状腺炎、多发性硬化等。

自身免疫性疾病与心血管疾病有何关联？

自身免疫性疾病患者发生心血管疾病的风险高。研究提示19种常见的自身免疫性疾病与12种心血管疾病之间存在关联（表4-7-1）。系统性硬化症、艾迪生病、系统性红斑狼疮和1型糖尿病常导致心血管损害。常见的心血管损害包括心肌炎、心包炎、外周动脉疾病和感染性心内膜炎。

表4–7–1　常见的19种自身免疫性疾病与12种心血管疾病存在关联

自身免疫性疾病	心血管疾病
系统性硬化症	心肌炎和心包炎（非感染性）
艾迪生病	外周动脉疾病
系统性红斑狼疮	感染性心内膜炎
1型糖尿病	传导系统疾病
强直性脊柱炎	心力衰竭
乳糜泻	缺血性心脏病
Grave’s病	心房颤动和心房扑动
桥本甲状腺炎	室上性心律失常
炎症性肠病	心脏瓣膜疾病（不包括先天性和风湿性疾病）
多发性硬化症	脑卒中（缺血性或出血性）或短暂缺血性发作
重症肌无力	主动脉瘤
恶性贫血	静脉血栓栓塞或肺栓塞
风湿性多肌痛	
原发性胆汁性肝硬化	
银屑病	
类风湿关节炎	
干燥综合征	
血管炎	
白癜风	

自身免疫性疾病为什么会导致心血管损害?

自身免疫性疾病患者体内存在攻击自身组织器官的特殊抗体，导致对自身组织包括心血管系统在内的免疫反应，进而导致心血管系统损害。

自身免疫性疾病相关心血管损害有哪些症状?

不同心血管损害的临床症状不同，如心肌炎、心包炎、心脏瓣膜病、冠状动脉性心脏病等，常见症状有胸痛、心悸、呼吸困难、下肢水肿、全身乏力、发热、运动不耐受、头晕、晕厥等；外周动脉或静脉疾病常表现为上肢或下肢疼痛、发绀、水肿、活动受限、皮肤感觉异常、间歇性跛行，甚至发生肢端坏疽；脑血管疾病常表现为肢体运动、感觉、语言、意识障碍等。症状严重程度取决于心血管系统病变的严重程度、病变进展的速度及个体的敏感性。

自身免疫性疾病相关的心血管损害如何防治？

自身免疫性疾病相关的心血管损害影响患者生活质量及寿命。建议自身免疫性疾病患者定期进行心血管疾病的筛查和评估。患者应避免感染、劳累、保持良好的营养状态和生活习惯、规律随诊。积极治疗自身免疫性疾病，加强相关心血管损害及心血管疾病风险管理（如控制血压、血糖、降低胆固醇等），有针对性地制定个体化治疗方案。

（李嘉欣）

参考文献

1. CONRAD N，VERBEKE G，MOLENBERGHS G，et al. Autoimmune diseases and cardiovascular risk：a population-based study on 19 autoimmune diseases and 12 cardiovascular diseases in 22 million individuals in the UK. Lancet，2022，400（10354）：733-743.

第八节 肿瘤患者的心血管风险管理

心血管疾病和肿瘤是全球范围内致死和致残的两大主要疾病，也是威胁我国居民健康的主要慢性疾病。随着我国人口老龄化进程加速，心血管疾病和肿瘤的发病率及死亡率逐年升高。心血管疾病和肿瘤常有共同的危险因素，肿瘤治疗过程中的化学治疗、放射治疗、免疫治疗及相关辅助治疗等，可产生不同类型和程度的心血管结构及功能受损。心血管疾病是肿瘤患者治疗过程中死亡的首要原因，因此对肿瘤患者的心血管疾病风险管理尤为重要。

肿瘤患者心血管疾病风险评估

在肿瘤治疗开始前，应详细评估心脏结构和功能及肿瘤治疗相关心血管病的风险。肿瘤患者心血管疾病风险的主要危险因素包括已经存在的心血管疾病、使用药物的心脏毒性和心血管疾病传统危险因素。心血管疾病风险的评估，主要基于传统心血管疾病危险因素。肿瘤疾病本身虽未被纳入传统心血管疾病危险因素，但肿瘤患者机体高凝状态亦使血栓栓塞的风险增加。此外，多种抗肿瘤治疗药物本身具有心血管毒性，在肿瘤治疗过程中可以增加患者发生心血管不良事件的风险。新型抗肿瘤治疗药物，包括分子靶向治疗和免疫治疗，同样可导致心血管疾病发病风险增加。

合并的心血管疾病

心力衰竭、冠心病（包括急性或陈旧性心肌梗死、心绞痛，以及 PCI 或 CABG 术史等）、各种类型心肌病和各种类型心律失常等基础心血管疾病的肿瘤患者，在接受抗肿瘤治疗的过程中，更容易出现原有心血管疾病加重或新发心血管不良事件。

药物的心脏毒性

蒽环类、抗血管生成药物和酪氨酸蛋白酶抑制剂等肿瘤治疗药物，具有慢性持续性心血管毒性，可增加远期心血管疾病风险，心血管疾病发病风险与用药剂量相关。既往抗肿瘤治疗过程中发生过心血管疾病的患者，再次接受抗肿瘤治疗过程中发生心血管疾病的风险明显增加。

心血管疾病的危险因素

高血压、糖尿病、血脂异常、吸烟、早发心血管疾病家族史等，是目前已知可能引起心血管疾病发病的传统危险因素，合并一种或多种传统危险因素的肿瘤患者，心血管疾病发病风险增加。同时，肿瘤相关治疗可以影响全身代谢，导致血压升高、胰岛素抵抗或脂代谢异常等，进一步增加心血管疾病发病风险。吸烟、酗酒、缺乏运动，以及不健康的饮食偏好等不良生活习惯，也会增加肿瘤患者发生心血管疾病的风险。

心血管疾病风险管理

心力衰竭

心力衰竭是肿瘤治疗过程中最常发生的心血管疾病。多种肿瘤治疗相关药物（如蒽环类化疗药、抗 HER2/ErbB2 类靶向治疗药、VEGF 受体抑制剂、酪氨酸酶抑制剂等）、造血干细胞移植治疗、纵隔 / 胸腔内放疗、合并应激性心脏病等均可以通过不同机制，诱发和加重心力衰竭。

肿瘤患者应行超声心动图检查评估心脏结构和功能。生物学标志物（如 BNP、NT-proBNP）也是临床评估和监测心脏功能的常用指标，生物学标志物明显升高的肿瘤患者，心血管死亡风险增加。

化疗药物具有心脏毒性，在肿瘤治疗过程中，应定期复查超声心动图和生物学标志物，以早期发现心脏功能的恶化。在肿瘤治疗过程中出现心力衰竭 [左心室射血分数＜ 50% 和（或）降低幅度 >10%]，无论是否有症状，均应治疗心力衰竭。应注意鉴别心力衰竭是否与抗肿瘤治疗相关，在肿瘤和心血管专业医师的指导下，制定个体化心力衰竭和抗肿瘤综合治疗方案。肿瘤患者心力衰竭的治疗方案与非肿瘤患者类似，若无药物禁忌或药物不耐受，治疗方案通常应包括血管紧张素转化酶抑制剂（ACEI）/ 血管紧张素受体阻滞剂（ARB）/ 血管紧张素受体 – 脑啡肽酶抑制剂（ARNI）、β 受体阻滞剂、钠 – 葡萄糖协同转运蛋白 2（SGLT-2）抑制剂、盐皮质激素受体拮抗剂。建议发生肿瘤治疗相关心力衰竭的高风险患者，应用 ACEI/ARB 和 β 受体阻滞剂进行预防。

冠心病

肿瘤与冠心病存在共同的发病机制，肿瘤是冠心病发病的独立危险因素。抗肿瘤治疗可通过多种机制引起心肌缺血，促进冠心病发病或进展。

肿瘤合并冠心病患者，通常无特异的临床症状，尤其高龄老人，以及患有糖尿病的患者，常缺乏典型的心绞痛症状。详细的病史采集和查体，必要的检查如心电图、超声心动图、生物标志物（如肌钙蛋白、BNP 或 NT-proBNP 等）、运动心电图和冠状动脉影像学检查，对肿瘤患者合并冠心病的早期识别非常重要。

肿瘤合并冠心病患者的治疗原则与普通人群相似，包括改善生活方式、避免诱发因素、药物治疗、经皮冠状动脉介入治疗，以及冠状动脉旁路移植术。由于肿瘤疾病本身的特殊性，需要在充分评估肿瘤分期及预后、冠心病严重程度及合并症等基础上，制定冠心病的个体化治疗方案。药物治疗应充分考虑到潜在的药物间相互作用，治疗期间监测血常规（尤其是血小板计数和血红蛋白）及出血情况。选用心血管毒性较小的化疗药、避免联用有相似心血管毒性的化疗药以减少心血管事件，建议心血管风险高的肿瘤患者服用他汀类药物进行预防。

心律失常

肿瘤患者由于电解质紊乱（包括低钾血症、高钾血症等）、代谢异常、炎症反应，以及自主神经功能障碍（包括癌痛 / 精神情绪等）等原因，容易出现各种类型心律失常。某些化疗及靶向药物可以通过多种机制引起 QT 间期延长、心动过缓、心房颤动等多种心律失常，例如，砷剂、酪氨酸激酶抑制剂等血液系统肿瘤治疗药物可以导致 QT 间期延长，紫杉醇、沙利度胺可以导致心动过缓。其中，QT 间期延长是最常见的肿瘤治疗相关心律失常。所有的患者皆应监测心电图和 QT 间期，尤其是既往有 QT 间期延长、应用导致 QT 间期延长的药物、心脏病、心动过缓、甲状腺功能不全或电解质紊乱等病史的患者。

肿瘤患者出现心律失常时，应注意筛查是否存在低钾血症、高钾血症、低镁血症、高钙血症等电解质紊乱，是否处在发热、感染等炎症状态，以及是否使用影响心律的药物，监测心电图、24 小时动态心电图监测，由心血管专业医师制定个体化的治疗方案。肿瘤合并心房颤动和心房扑动的患者，须进行血栓栓塞 / 出血风险评估指导调整抗凝方案。

高血压

肿瘤患者常见高血压。肿瘤治疗过程中，有多种因素可能引起血压波动，如糖皮质激素、非甾体抗炎药、血管内皮生长因子（VEGF）及其受体抑制剂等肿瘤治疗相关药物的应用，自主神经功能障碍（包括癌痛 / 精神情绪）等。

肿瘤患者应养成家庭自测血压的良好习惯，及时发现肿瘤治疗过程中新发高血压或血压波动。降压目标和降压药物的选择，可参考患者是否存在糖尿病、肾病、卒中等合并症，综合评估制定个体化的降压目标，选择合适的降压方案。

ACEI/ARB、β 受体阻滞剂、二氢吡啶类 CCB、利尿剂是优选的降压药物。若血压控制不理想，在调整降压药物及剂量的同时，应注意是否有抗肿瘤药物（如 VEGF 抑制药等）的不良反应，可酌情调整抗肿瘤药物。

（贺丹眉）

参考文献

1. LYON A R，LÓPEZ-FERNÁNDEZ T，COUCH L S，et al. 2022 ESC Guidelines on cardio-oncology developed in collaboration with the European Hematology Association（EHA），the European Society for Therapeutic Radiology and Oncology（ESTRO）and the International Cardio-Oncology Society（IC-OS）. Eur Heart J，2022，43（41）：4229-4361.
2. HERRMANN J，LENIHAN D，ARMENIAN S，et al. Defining cardiovascular toxicities of cancer therapies：an International Cardio-Oncology Society（IC-OS）consensus statement. Eur Heart J，2022，43（4）：280-299.
3. TARANTINI L，GULIZIA M M，DI LENARDA A，et al. ANMCO/AIOM/AICO Consensus Document on clinical and management pathways of cardio-oncology：executive summary. Eur Heart J Suppl，2017，19（Suppl D）：D370-D379.
4. VIRANI S A，DENT S，BREZDEN-MASLEY C，et al. Canadian Cardiovascular Society Guidelines for Evaluation and Management of Cardiovascular Complications of Cancer Therapy. Can J Cardiol，2016，32（7）：831-841.

第九节 脂肪肝

脂肪肝是各种原因引起的肝细胞弥漫性脂肪变（即肝细胞内脂肪增多）为特征的疾病；根据诱发脂肪肝的原因不同，通常分为酒精性脂肪肝病和非酒精性脂肪肝病。平时我们所说的“脂肪肝”，一般指的就是非酒精性脂肪肝病（nonalcoholic fatty liver disease，NAFLD）。随着肥胖、2 型糖尿病发病率升高，NAFLD 发病率超过 25%。

NAFLD 是一种代谢异常疾病，亦称为代谢相关脂肪性肝病，各种原因引起的脂肪产生增多，代谢减少，导致肝脏脂肪沉积，常与肥胖、高血压、糖尿病及代谢综合征同时存在并相互影响。不良的生活方式，如饮食习惯不健康（暴饮暴食、摄入高脂肪高糖食物）、运动量减少及机体代谢遗传因素共同参与，最终导致肝细胞内脂肪增多。NAFLD 诊疗流程如图 4-9-1 所示。

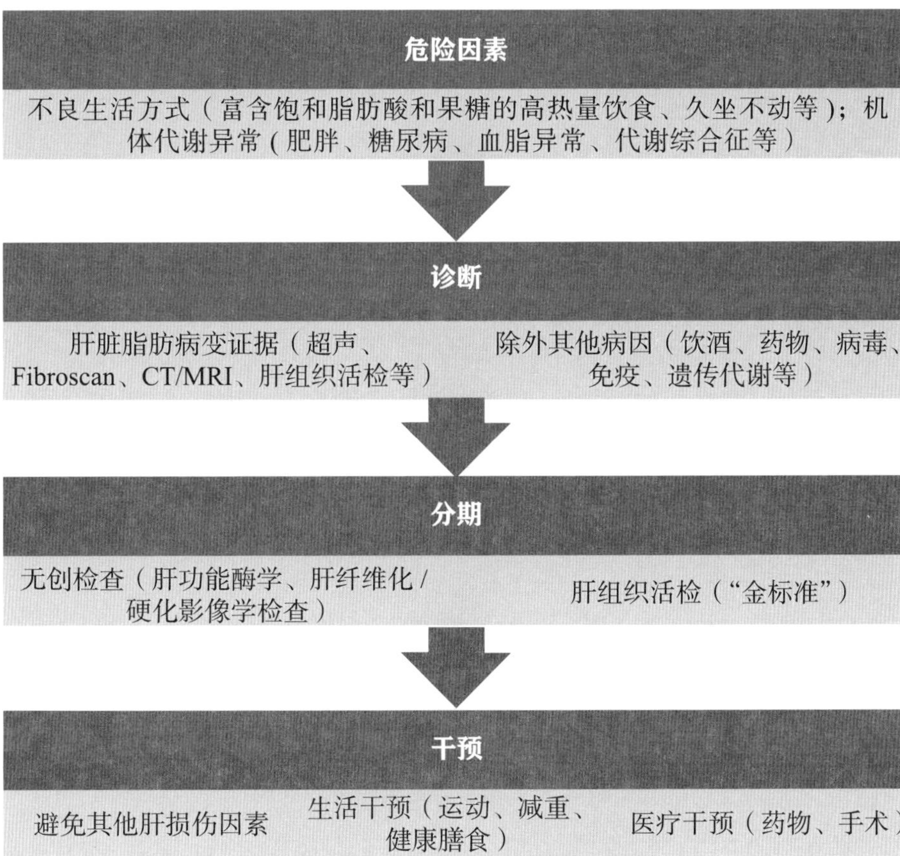

危险因素
不良生活方式（富含饱和脂肪酸和果糖的高热量饮食、久坐不动等）；机体代谢异常(肥胖、糖尿病、血脂异常、代谢综合征等）
诊断
肝脏脂肪病变证据（超声、Fibroscan、CT/MRI、肝组织活检等）
除外其他病因（饮酒、药物、病毒、免疫、遗传代谢等）
分期
无创检查（肝功能酶学、肝纤维化/硬化影像学检查）
肝组织活检（“金标准”）
干预
避免其他肝损伤因素
生活干预（运动、减重、健康膳食）
医疗干预（药物、手术）

图 4-9-1　NAFLD 诊疗流程

大多NAFLD患者无症状，亦可表现为乏力、右上腹痛、食欲减退、腹胀等不典型症状，大部分NAFLD初次诊断发生在体检过程中，起病隐匿和发展缓慢是其特点。肝细胞脂肪变性持续进展，将引起肝脏炎症改变，NAFLD也因此被分为无肝脏炎症的非酒精性脂肪肝（nonalcoholic fatty liver，NAFL）和存在肝脏炎症变化的非酒精性脂肪性肝炎（nonalcoholic steatohepatitis，NASH）。未经干预及治疗的NASH，进一步发展可导致肝硬化、肝癌。

诊断NAFLD需要有肝细胞脂肪病变的证据并除外酒精、药物及其他引起肝脏病变的原因。肝细胞脂肪变性最可靠和直接的证据是肝脏活检，但随着影像技术发展，可应用无创的超声、肝瞬时弹性成像（FibroScan）、CT及磁共振等技术来发现肝脏脂肪变性。应详细询问病史（饮酒、用药史）、家族史，检查常见嗜肝病毒、自身抗体谱等，除外其他病因。结合转氨酶检查（包括谷丙转氨酶、谷草转氨酶），可初步评估疾病处于NAFL阶段还是NASH阶段，但这些指标敏感性欠佳，NASH早期阶段可不伴有转氨酶的异常。在NAFLD患者中谷氨酰转肽酶（GGT）可正常或增高，GGT增高往往提示发展为肝纤维化或肝硬化的风险增加，还与多种糖脂代谢异常、心脑血管事件高发相关。

在NAFL阶段时，NAFLD呈良性病理表现，经积极干预，可完全缓解；部分NAFL患者，可进一步发展至NASH阶段，进而可导致肝硬化、肝癌，引起不良预后。NAFLD和动脉粥样硬化性心血管疾病具有相似的危险因素，而且NAFLD可促进ASCVD的发生，NAFLD患者更容易发生ASCVD。

鉴于NAFLD有发展为肝硬化、肝癌风险，且ASCVD发病率明显升高，诊断后应积极预防心血管疾病和肝硬化。要避免其他引起肝脏损伤的因素，包括戒酒、接种肝炎疫苗、避免使用有肝脏毒性的药物等。改善不良生活方式是逆转肝脏脂肪变性和阻止 NAFLD 进展的重要举措。建议 NAFLD 肥胖患者应减重 5% ～ 10%；保持健康生活方式，限制饱和脂肪、碳水化合物的摄入；结合个人情况进行运动锻炼。经调整生活方式 NAFLD 未能改善者，可考虑药物治疗。目前 NAFLD 的药物治疗尚未形成统一意见，关于 NAFLD 药物的研究仍在进行中。目前临床中可选用药物包括维生素 E、胰岛素增敏剂（吡格列酮）、GLP-1 受体激动剂（利拉鲁肽、司美格鲁肽）、二甲双胍等。降脂类药物（包括他汀、非诺贝特、依折麦布、ω-3 脂肪酸）在改善肝脏脂肪病变上疗效不确定，已有充分的证据表明 NAFLD 患者可以安全地使用他汀类药物，因 NAFLD 患者 ASCVD 患病率高，如无禁忌，则可使用他汀类药物。对于伴有过度肥胖的 NASH 患者，若经生活方式调整不能达到减重目标，必要时考虑减重药物或手术治疗。

（梁荣月）

参考文献

1. CUSI K，ISAACS S，BARB D，et al. American Association of Clinical Endocrinology Clinical Practice Guideline for the Diagnosis and Management of Nonalcoholic Fatty Liver Disease in Primary Care and Endocrinology Clinical Settings：Co-Sponsored by the American Association for the Study of Liver Diseases（AASLD）. Endocrine Practice，2022，28（5）：528-562.
2. NAN Y，AN J，BAO J，et al. The Chinese Society of Hepatology position statement on the redefinition of fatty liver disease. Journal of Hepatology，2021，75（2）：454-461.

3. DUELL P，WELTY F，MILLER M，et al. Nonalcoholic Fatty Liver Disease and Cardiovascular Risk：A Scientific Statement From the American Heart Association. Arteriosclerosis，thrombosis，and vascular biology，2022，42（6）：e168-e185.
4. 中华医学会肝病学分会脂肪肝和酒精性肝病学组，中国医师协会脂肪性肝病专家委员会 . 非酒精性脂肪性肝病防治指南（2018 年更新版）. 实用肝脏病杂志，2018，21（2）：177-186.
5. TRAUNER M，FUCHS C. Novel therapeutic targets for cholestatic and fatty liver disease. Gut，2022，71（1）：194-209.

第十节 新型冠状病毒相关的心血管损害

什么是冠状病毒和新型冠状病毒？

冠状病毒是一大类具有包膜的单股正链 RNA 病毒，广泛存在于自然界，可分为 α、β、γ、δ 等 4 个属，其中 β 属冠状病毒又可分为 A、B、C、D 等 4 个独立亚群。

新型冠状病毒是 β 属冠状病毒（图 4-10-1），简称新冠病毒，具有强传染性及人群普遍易感性，可通过呼吸道、接触等途径传播，导致新型冠状病毒感染。新冠病毒具有快速突变和重组的强大能力，通过位于其表面的棘突蛋白与充当病毒受体的宿主细胞血管紧张素转化酶 2（angiotensin-converting enzyme 2，ACE2）结合进入细胞内（图 4-10-2），引起组织结构和功能损害。

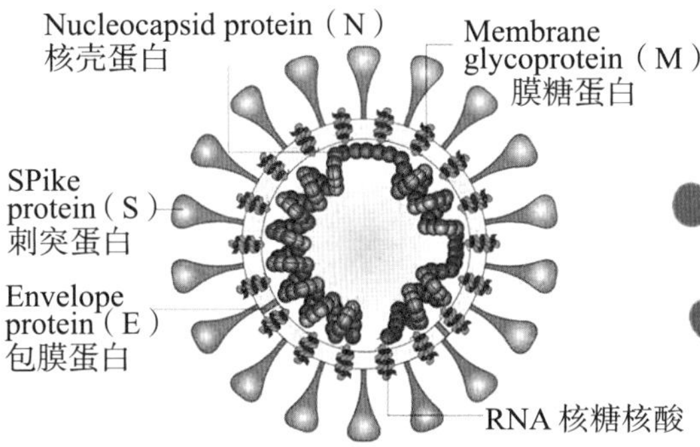

图 4-10-1　新冠病毒结构

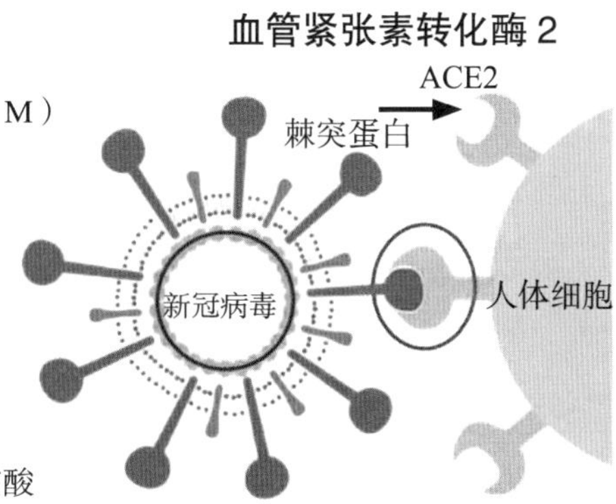

图 4-10-2　新冠病毒进入细胞的机制

新冠病毒与心血管损害

新冠病毒主要侵犯肺泡上皮细胞，使多数患者出现发热和呼吸系统症状。心脏和血管内存在大量 ACE2，新冠病毒可以累及心血管系统，引起心肌急性损伤和心血管系统的慢性损害。其可能的机制包括病毒对心肌细胞的直接损伤、过度炎症反应及细胞因子风暴、心肌缺血缺氧、应激、内皮功能障碍与血栓形成等。此外，既往存在心血管疾病的患者会增加新冠病毒感染的严重程度，导致心血管疾病的加重和急性发作。

急性心肌损伤

新冠病毒引起的心肌损伤包括心肌炎、急性冠状动脉综合征、应激性心肌病、肺栓塞等。患者表现为心电图改变、血清肌钙蛋白升高、NT-proBNP 或 BNP 正常或升高、超声心动图或心脏核磁检查异常等情况。ACS 患者一旦合并重症肺炎，更易发生心功能不全，死亡率极高。

新冠感染相关心肌炎一般在感染 2 周后高发，主要临床表现为发热、乏力、胸痛、心悸、呼吸困难等，症状及严重程度个体差异较大。高病毒载量时，可发生暴发性心肌炎，若不能早期识别，死亡风险极高。感染早期以抗病毒药物治疗为主；重症阶段予激素联合免疫调节剂，并加强支持治疗；暴发性心肌炎时需要机械循环支持治疗，包括主动脉内球囊反搏泵（IABP）、体外膜肺氧合装置（ECMO）、左心室辅助装置（Impella）等，根据患者病情及医疗条件选择最合适的支持系统。

心律失常和心搏骤停

窦性心动过速、期前收缩、心房颤动是较易观察到的心律失常类型，严重时可出现心搏骤停。可能与心肌损伤、心肌缺血、休克、电解质紊乱、免疫激活或使用可延长 QT 间期的药物有关。新冠病毒感染者应进行心电图检查，必要时行动态心电图监测。

心力衰竭和休克

新冠病毒感染相关严重心肌损伤可诱发心力衰竭及心源性休克，过度炎症应激反应可引起分布性休克。

静脉血栓栓塞

新冠病毒感染常诱发凝血功能异常，增加静脉血栓栓塞、肺栓塞的风险。建议监测血栓风险，必要时预防性使用抗凝药物。

药物治疗导致心血管损害

应关注抗病毒药物和免疫调节剂的心血管不良反应，以及其与心血管药物之间的相互作用。血管紧张素转化酶抑制剂 / 血管紧张素转化酶受体拮抗剂（ACEI/ARB）常用于冠心病、高血压和慢性心力衰竭的治疗，具有心血管保护作用，不会增加患者对新冠病毒的易感性、新冠病毒感染的重症率及死亡率。建议已服用 ACEI/ARB 药物的患者在感染新冠病毒时继续服用，在使用抗病毒等特殊药物前需经心血管专业医生指导，并进行相应的药物调整。

新冠病毒导致心血管疾病加重

新冠病毒感染可能对冠心病、心律失常和心力衰竭等产生影响，导致原有心血管疾病的加重和失代偿。新冠病毒感染合并心血管疾病患者的死亡风险显著增加。

新冠病毒心血管损害的防治

目前，尚无防治新冠病毒感染相关心血管损害的特效药物，建议在新冠感染 3 周内，不做剧烈运动，保证充分睡眠、避免过度劳累，增加营养摄入，以降低心肌损害的风险及危害。新冠感染合并心肌炎的患者禁止运动 3 ～ 6 个月，运动员康复之后的体育活动应在专业医师指导下进行。针对新冠病毒感染治疗的同时，要积极处理患者的心血管疾病。应进一步加强对新冠感染所致心血管损害的认识并做好对合并心血管疾病患者的管理，制定个体化的治疗方案，最大限度减少新冠病毒感染对心血管系统的危害。

（李虹）

参考文献

1. HARMON K G，KIM J H，LALA A，et al. 2022 ACC Expert Consensus Decision Pathway on Cardiovascular Sequelae of COVID-19 in Adults：Myocarditis and Other Myocardial Involvement，Post-Acute Sequelae of SARS-CoV-2 Infection，and Return to Play：A Report of the American College of Cardiology Solution Set Oversight Committee. J Am Coll Cardiol，2022，79（17）：1717-1756.
2. YIN J，WANG C，SONG X，et al. Effects of renin-angiotensin system inhibitors on mortality and disease severity of COVID-19 patients：a meta-analysis of randomized controlled trials. Am J Hypertens，2022，35（5）：462-469.
3. Task Force for the management of COVID-19 of the European Society of Cardiology. ESC guidance for the diagnosis and management of cardiovascular disease during the COVID-19 pandemic：part 2-care pathways，treatment，and follow-up. Eur Heart J，2022，43（11）：1059-1103.
4. Harrison S L，Buckley B J R，Rivera-Caravaca J M，et al. Cardiovascular risk factors，cardiovascular disease，and COVID-19：an umbrella review of systematic reviews. Eur Heart J Qual Care Clin Outcomes，2021，7（4）：330-339.
5. 中国医师协会心血管内科医师分会．新型冠状病毒感染与心血管疾病诊疗中国专家共识（2023）．中华心血管病杂志（网络版），2022，6（1）：1-22.

第五章

老年心血管患者的综合评估

随着年龄的增长，人体组织衰老，各器官生理功能衰退。肉眼可见的是白发与皱纹的滋生，难以觉察的是器官储备功能的下降。老年人的运动储备功能和心肺储备功能降低，心脏的舒张能力下降，肺通气储备功能下降，在机体运动量增大时不能及时增加血液、氧气的供应；随着肝肾储备功能下降，老年人对药物的代谢和排泄能力下降。老年人常同时患有多种疾病，服用多种药物，发生药物不良反应的概率增加。增龄带来的免疫功能衰退，使老年人在遭受感染等应激状态时，消灭病原能力下降，恢复正常功能的时间延长。

老年患者疾病表现各不相同，重在经过合理有效的治疗后保持良好的生活质量。在疾病之外，判断老年人的基本状态很重要，包括基本智力状况，活动能力，是否生活自理，能否进行简单的社会活动等，这些情况对患者的生活质量、寿命预期、治疗方案的制定都很重要。因此，对于老年心血管疾病患者，除了要进行心血管疾病的诊断，还要对患者的全身功能状态进行综合评估。

心血管疾病的评估

首先是心血管疾病的评估，包括病因诊断，以及通过心电图、holter、超声心动图检查进行心脏评估，部分患者还需根据冠状动脉 CT 或冠状动脉造影检查，评估冠状动脉的狭窄程度。其次是老年患者的综合评估。

老年患者的综合评估

相关概念

老年人常见的健康问题包括智力水平下降、大小便失禁、站不稳、行走不利、摔跟头、乏力、头晕、压疮等，这些会影响老年人的生存期和生存质量，很难明确归因于某个器官的疾病，统称为“老年综合征”。

年龄增长带来的健康问题早期常常难以察觉，在临床工作中进行老年健康问题调查和综合评估，有助于早期识别身体状况的改变，预防或延缓健康损害的发生。

老年综合评估（comprehensive geriatric assessment，CGA），是从医学、躯体、认知功能、心理状态和社会支持等多层面进行全面评估，包括老年人健康状态、身体功能状态和社会功能状态的评估，通过识别和评价老年人的躯体功能受限情况，进行分层管理，由执业医师、护士、康复技师和营养师组成的多学科团队参与诊断和治疗过程，协同制定治疗方案，最大限度维持老年患者总体健康状况。

老年综合评估的对象包括高龄、多种慢性疾病的患者，以及存在多种老年问题或伴有不同程度的功能损害、衰弱的老年患者。部分老年患者，处于危重症或慢性病终末期（如肿瘤晚期、严重痴呆、完全失能）的卧床状态，不能从老年综合评估中获益。

评估内容

老年综合评估内容包括评价老年人身体活动的功能状态、是否能进行日常生活及社会活动、是否有跌倒风险——跌倒常是老年人系列不良事件发展的开端，跌倒导致骨折引起活动能力下降、卧床、感染等一系列问题；还要判断老年人的认知能力、情绪状态，是否存在焦虑、抑郁状态；了解老年人是否同时服用多种药物，以及药物的名称和剂量；了解老年人是否有亲人的帮助，是否有足够的经济支持；了解老年患者对疾病诊断治疗的预期目标；对医疗终点的预期和意愿等。

功能状态的评估

功能状态是指患者进行日常生活所需要的活动能力，或者患者本人所希望具有的活动能力。功能状态的好坏受患者身体健康状况的直接影响。如果患者出现了功能状态的改变（例如新发生了不能独自洗澡的情况），就需进一步检查，判断原因并且加以治疗和干预。患者功能状态的评估对监测治疗效果非常有价值，还可为患者的长期医疗计划提供预后信息。一般通过日常活动能力来评估功能状态。

日常活动的评估

日常活动的评估包括3个层面：基础日常活动（basic activities of daily living，BADL）、中级日常活动（intermediate activities of daily living，IADL），以及高级日常活动（advanced activities of daily living，AADL）。

基础日常活动是指完成自我照顾的任务，包括进食、穿衣、控制大小便、洗澡、如厕、行走、梳洗。

中级日常活动是指保持独立居家活动的能力，包括采购生活用品、驾驶交通工具或搭乘公共交通工具、使用电话、做家务、进行房屋修缮、做饭、洗衣、用药、处理财务。其他中级日常活动能力包括：能够使用手机或智能手机、能够使用互联网、能够遵守活动日程安排

高级日常活动包括履行社会、家庭角色的能力，以及参加娱

乐或职业活动的能力。不同老年个体之间高级日常活动能力差异很大。在临床实践中常使用量表衡量不同水平的功能状态。

常用的衰弱老年人量表-13（vulnerable elders scale-13，VES-13）包含13个条目，是简便易行的筛查工具（表5-1-1）。评估指标主要基于年龄、自评健康状况，以及进行功能活动和身体活动的能力。VES-13能识别5年内发生机体功能减退或死亡风险增加的社区老年人群。VES-13评分3分以上的老年患者死亡风险是0～2分老年患者的4倍。VES-13可以由患者自行测量，也可以由非医务人员通过电话给予测试，或患者在就诊时由医务人员给予测试，测试时间不到5分钟。

表5-1-1 衰弱老年人量表-13

评估内容	
年龄	
75～85	1
＞85	3
健康自评	
好，很好，棒极了	0
差不多或不好	1
日常活动评估（ADL/IADL）	
以下活动需要帮助	
洗澡	1
购物	1
财务管理	1
挪动自己	1
较轻的家务活动	1
特定活动困难	
跪姿，弯腰屈身	1
家务活动	1
伸举上肢过肩	1
抬举携带10斤重的物体	1
行走400米	1
书写，能操作且能抓紧细小物体	1

跌倒 / 不平衡评估

老年人会发生跌倒。发生过跌倒的老年人，或者行走步态有问题的老年人，或者保持身体平衡能力有问题的老年人，他们再次跌倒的风险明显增加，丧失自理能力的风险也明显升高。所有老年患者的病史和体格检查中均应包括跌倒风险评估。可以通过跌倒量表来评估跌倒风险（表 5-1-2）。

表 5–1–2　跌倒风险量表

<table>
<tr><td rowspan="2">第一部分</td><td>低风险</td><td colspan="3">高风险</td><td rowspan="2" colspan="2">如果患者情况不符合量表第一部分的任何条目，则进入第二部分评定</td></tr>
<tr><td>患者昏迷或完全瘫痪</td><td>住院前 6 个月内有 1 次以上跌倒史</td><td colspan="2">住院期间有跌倒史</td></tr>
<tr><td rowspan="13">第二部分</td><td>患者年龄</td><td>分值</td><td>大小便排泄</td><td>分数</td><td>患者携带管道数</td><td>分数</td></tr>
<tr><td>60 ～ 69 岁</td><td>1</td><td>失禁</td><td>2</td><td>1</td><td>1</td></tr>
<tr><td>70 ～ 79 岁</td><td>2</td><td>紧急和频繁的失禁</td><td>2</td><td>2</td><td>2</td></tr>
<tr><td>80 岁及以上</td><td>3</td><td>紧急和频繁的失禁</td><td>4</td><td>3 及 3 根以上</td><td>3</td></tr>
<tr><td>活动能力</td><td>分值</td><td>认知能力</td><td>分值</td><td>跌倒史</td><td>分值</td></tr>
<tr><td>患者移动或转运或行走时需要辅助或监管</td><td>2</td><td>定向力障碍</td><td>1</td><td rowspan="3">最近 6 个月有 1 次不明原因跌倒经历</td><td rowspan="3">5</td></tr>
<tr><td>步态不稳</td><td>2</td><td>烦躁</td><td>2</td></tr>
<tr><td>视觉或听觉障碍而影响活动</td><td>2</td><td>认知限制或障碍</td><td>4</td></tr>
<tr><td colspan="3">高危药物</td><td colspan="3">分值</td></tr>
<tr><td colspan="3" rowspan="3">高危用药如镇痛药、抗惊厥药、降压利尿药、催眠药、泻药、镇静剂和精神类药数量</td><td colspan="2">1 个高危药物</td><td>3</td></tr>
<tr><td colspan="2">2 个及以上</td><td>5</td></tr>
<tr><td colspan="2">24 小时内有镇静史</td><td>7</td></tr>
<tr><td colspan="6"></td></tr>
<tr><td colspan="7">第二部分得分范围为 0 ～ 35 分，分 3 个等级，＜ 6 分为低度风险，6 ～ 13 分为中度风险，＞ 13 分为高度风险。</td></tr>
</table>

一些简便易行的试验可以帮助评估行走、平衡能力。

起立行走试验：是快速评定行走能力的方法，评定方法简单、容易掌握（图 5-1-1）。

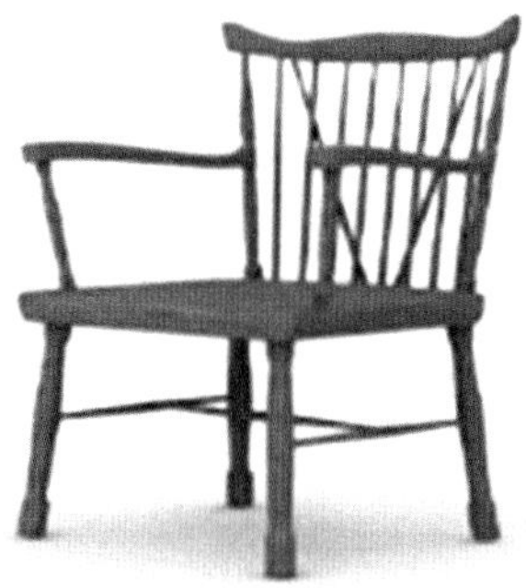

图 5–1–1　起立行走试验

评定步骤包括起立、行走计时测试。

评定时需要有一张有扶手的椅子和一个秒表。患者穿平时的鞋，坐在有扶手的靠背椅上，椅子坐高约 45 厘米，扶手高约 20 厘米，身体靠在椅背上，双手放在扶手上，如果使用助行器，如手杖助行器，则将助行器握在手中。

在离座椅 3 米远的地面上，贴一条彩条或画一条可见的粗线，或者放一个明显的标记。

当测试者发出开始的命令后，患者从靠背椅上站起，站稳后按照平时走路的步态向前走 3 米，过粗线或标记物后转身，然后走回椅子前，再转身坐下靠到椅背上。

测试过程中不能给予任何躯体的帮助，测试者记录患者背部离开椅背到再次坐下，靠到椅背所用的时间，以秒为单位。

正式测试前，允许患者练习 1 ～ 2 次，以确保患者理解整个测试过程。

评分标准：小于 10 秒，可自由活动；小于 20 秒，大部分可独立活动；20 ～ 29 秒，活动不稳定；大于 30 秒，存在活动障碍。

坐立试验（sit to stand test）：常用于评估老年人下肢肌力和平衡能力，目前坐立试验的实施方法分为两类，一类限定动作完成次数，测定完成时间，包括完成 1 次、3 次、5 次和 10 次坐到站的动作；另一类限定测试时间，测定完成次数，包括 10 秒或 30 秒，在限定时间内完成坐到站的动作。其中 5 次坐立试验和 30 秒坐立试验使用较多。5 次坐立试验（five times sit to stand test），要求受试者坐在椅子上，椅面高度为 46 厘米，没有扶手，双手交叉放在肩膀上，尽可能快并且不用手臂支撑从椅子上站起来，连续 5 次，10 秒内完成为正常（图 5-1-2）。

平衡试验（balance test）

平衡试验：用于评估平衡能力（图 5-1-3）。受试者先后保持并足站立、半足距站立、全足距站立，每一动作保持大于 10 秒为正常。进行平衡试验时测试人员应在旁保护受试者，防止受试者跌倒受伤。

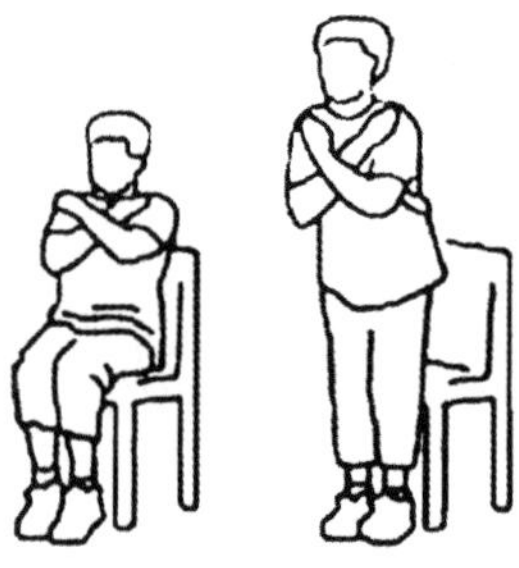

图 5-1-2　5 次坐立试验

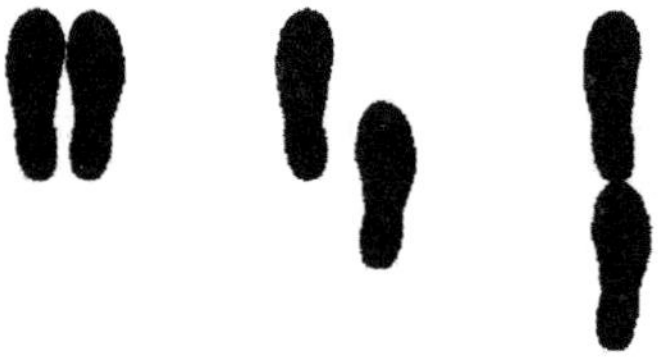

图 5-1-3　平衡试验示意

认知功能评估

痴呆（dementia）是指较严重的、持续的认知障碍。临床上以缓慢出现的智能减退为主要特征，在老年人中更为常见。痴呆的发病率随衰老而增加，特别是在 85 岁以上人群中常见。许多老年认知功能障碍患者没有得到及时诊断和治疗，认知功能的评估可以帮助发现并诊断痴呆。早期诊断与干预，可以改善患者的生存质量，还可以在老年人仍能参与决策时启动对未来生活的规划，以及未来医疗方案目标的规划。

认知功能评估包括全面的病史回顾和简明认知筛查。痴呆筛查的常用工具包括 Mini-Cog、MMSE 和 MoCA。Mini-Cog 简便易行，使用广泛。测试方法及标准见图 5-1-4。

Mini-Cog- 易管理的快速筛查量表

量表内容包括：3个单词学习后接着画钟、画钟后回忆3个单词；评分标准：画钟 2 分、3 个单词回忆 3 分，满分 5 分

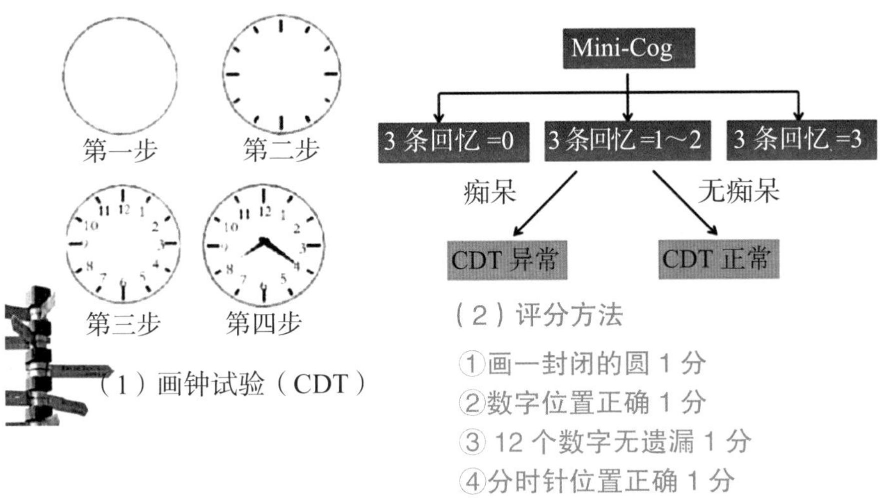

图 5-1-4 Mini-Cog

心理状态评估

抑郁症在老年人群中是严重的健康问题，会导致痛苦的情绪

和身体功能损害，还会导致死亡率增加、医疗资源过度消耗。老年人的抑郁表现常常不典型，在认知损害的患者中很难评估。

简单的抑郁状态筛查方法包含两个问题：

- “在过去 1 个月中，您是否受到情绪低落、抑郁或绝望感的困扰？”
- “在过去 1 个月中，您是否受到做事情没有兴趣或没有乐趣的困扰？”

这种简易的筛查方法比较敏感，但是特异性较低。在筛查中如果对两个问题都回答的“是”，即为筛查阳性，则提示存在抑郁风险。

对筛查阳性者还需要再追问 7 个问题以完成患者健康问卷 -9（patient health questionnaire-9，PHQ-9）见表 5-1-3。PHQ-9 已被越来越多地用于发现和监测老年人的抑郁症状。PHQ-9 能够对抑郁严重程度进行可靠且有根据的衡量。

在过去的 2 周里，你生活中以下症状出现的频率有多少？把相应的数字加起来。

表 5-1-3　PHQ-9

	没有 0 分	有几天 1 分	一半以上时间 2 分	几乎天天 3 分
做什么事都没兴趣，没意思				
感到心情低落，抑郁，没希望				
入睡困难，总是醒着，或睡得太多嗜睡				
常感到很疲倦，没劲				
口味不好，或吃得太多				
自己对自己不满，觉得自己是个失败者，或让家人丢脸了				
无法集中精力，即便是读报纸或看电视时记忆力下降				

（续表）

	没有0分	有几天1分	一半以上时间2分	几乎天天3分
行动或说话缓慢到引起人们的注意，或刚好相反，坐卧不安、烦躁易怒，到处走动				
有不如一死了之的念头，或想怎样伤害自己一下				
总分				

社会和经济支持

老年人生活中是否有足够的家庭支持非常重要。简单的社会支持筛查包括家庭背景调查，确认老年人患病后能提供帮助的人员，尤其对有功能障碍的患者。评估功能障碍老年人的经济状况同样非常重要。

治疗目标

大多数老年综合征患者恢复到完全健康和生活自理的可能性较低，通常采用比较积极的治疗目标，如恢复先前的健康状态、将来参加家庭活动。在制定治疗目标时应以人为中心，个体化制定，要同时考虑短期目标和长期目标。

老年综合评估为多学科的诊断和治疗过程，包括评估老年人的躯体、心理及社会功能状态，以制定协同方案，最大限度维持随衰老改变的健康状况。由专业保健团队对老年人进行系统性评估，可以识别多种可以治疗的健康问题并改善健康结局。老年相关评估能改善功能和生存状态。

（赵志杰）

第六章

心血管疾病相关症状的鉴别诊断

胸痛常见于冠心病患者。然而，消化系统、呼吸系统、肌肉骨骼系统等多系统疾病也会出现不同程度的胸痛或不适，需与心血管系统疾病导致的症状鉴别。

消化系统疾病

食管源性胸痛

食管源性胸痛是指由食管疾病或功能障碍引起的胸痛，典型症状为“胃灼热伴有胸骨后或胸骨下的疼痛”，呈挤压性或烧灼样，多与进餐相关，酷似心绞痛。

1. 胃食管反流病：指胃十二指肠内容物反流入食管、口腔或肺所致的症状和并发症。其引起的胸痛类似于心绞痛，患者可能自诉胸骨后挤压感或烧灼感，并放射至背部、颈部、下颌或手臂。胸痛多在进食后 1 小时左右发生，卧位和弯腰、剧烈运动可诱发，也可在睡眠中发作导致患者痛醒，情绪应激可能加重胸痛，反流严重时还会出现咳嗽、咳痰、声音嘶哑等消化道外症状。疼痛可持续数分钟至数小时，可自行缓解或应用抑酸剂后缓解。行 24 小时 pH- 阻抗监测可以明确胸痛与反流之间的关系。长期反流患者，胃镜检查可发现反流性食管炎。

2. 食管动力障碍：吞咽的完成需要咽 – 食管肌肉松弛或收缩的协调运动。吞咽时，上食管括约肌松弛，食物进入食管腔内，食管体部蠕动将食物自上而下推进，下食管括约肌松弛，食物进入胃内。食管收缩 – 松弛功能不正常或不协调，食物不能顺利吞咽，可诱发胸痛。可通过食管测压、食管 X 线钡剂检查等明确。

（1）食管高压性收缩：由于食管运动障碍，食管中下段长时间、重复高压性收缩，以慢性、间歇性胸痛和吞咽困难为主要症状，常因情绪激动或进食冷的食物诱发，食管酸暴露也可能诱发食管痉挛和动力障碍，发作时间数分钟至数小时不等，含服硝酸甘油可缓解。胸痛可放射至颈部、肩胛、上肢，与心绞痛症状相似，但发作时查心电图及心肌酶谱无异常改变。患者常因吞咽困难而不愿经口进食，有时食团停留在食管的痉挛段，吐出后才能缓解。

（2）贲门失弛缓症：主要特征是食管无正常蠕动和下食管括约肌松弛不良。临床以吞咽困难、食物反流、下端胸骨后胸痛为主要表现。胸痛的原因可能与食物潴留、食管扩张、下食管括约肌张力升高、食管体部高压性收缩等有关。胸痛常发生在进餐或冷饮后，喝热水常使之减轻。吞咽困难时轻时重，轻时能连续进餐，可有胸骨后滞留或闷堵感，进食时间延长，不影响进食量；重时进干、流食均困难。多数患者在进食过程中或进食后不久出现食物反流，通常抗反流治疗无效。

（3）功能性胸痛：不明原因发作性胸痛，主要发生在胸部中线部位，可能与潜在的食管病变有关。也可能与食管敏感性增高、脊髓或中枢神经系统对正常传入冲动的放大等有关，表现为食管对机械性扩张、对酸及对疼痛的敏感性增加。发作时心电图和心肌酶正常，部分患者应用抗抑郁药治疗可能有效。

3. 食管炎：吞服药片或胶囊时液体摄入量不足和（或）处于卧位，药物可能会滞留于食管中段等区域直接损伤食管黏膜而引起药物性食管炎，患者可表现为突发胸骨后疼痛及吞咽痛。食管炎也可能与假丝酵母菌病、巨细胞病毒感染或放疗损伤有关。嗜酸细胞性食管炎表现可类似于胃食管反流病，可出现胃灼热、吞咽困难、食物嵌顿或胸痛，但抗酸剂治疗可能难以缓解症状，在青少年和成人中更常见，症状以吞咽困难和食物嵌顿为主。

4. 食管裂孔疝：继发于食管旁疝的胃扭转可导致阵发性胸痛和反流症状。胃扭转可诱发胃缺血性损伤、出血和穿孔，为外科急症。

5. 食管穿孔：大量饮酒及暴食、剧烈呕吐或食管恶性肿瘤、外伤、高压冲击波、医源性原因、异物嵌顿等可引起食管穿孔。典型表现为胸骨后剧痛、皮下气肿、呕吐，还可出现吞咽痛、呼吸困难、发热、心动过速、发绀和低血压等。

胃部疾病

胃部疾病有时伴食管运动功能异常而出现胸骨后不适或疼痛，常同时伴有中上腹反复发作的节律性疼痛，常与进食有关，有季节性、周期性特点，疼痛可持续几周。典型的十二指肠溃疡所致疼痛常于餐后 2 ～ 5 小时及夜间发作，进食或服用抑酸药物常可缓解。消化性溃疡（特别是幽门管溃疡）患者可出现随进食而加重的上腹痛、餐后嗳气和上腹饱胀感、恶心及呕吐等症状。

胰腺疾病

胰腺炎、胰腺肿瘤等疾病的患者出现上腹痛或背痛，可伴有左右侧肋缘处放射痛。胰腺炎患者常有饮酒、进食油腻食物等诱因，疼痛在仰卧位时加重，端坐位、前倾位或屈膝时可缓解，同时可有食欲减退、腹胀等表现。胰腺肿瘤起病隐匿，很多患者早期无明显症状，疾病进展可累及腹腔神经丛导致持续剧烈的腹痛及背部疼痛，常伴有体重明显下降、黄疸等临床表现。肿瘤标志物 CA19-9 对胰腺癌诊断的敏感性和特异性较高，腹部增强 CT 和磁共振是诊断胰腺癌较为可靠的手段。

胆囊疾病

胆囊结石或急、慢性胆囊炎患者多有右上腹痛，并放射至右肩胛部，也可出现心前区疼痛，可能与神经反射引起冠状动脉痉挛相关。患者常在饱餐、进食油腻食物或体位改变时出现，并有明显右上腹压痛，患者心前区症状随胆道疾病的控制而缓解。

呼吸系统疾病

肺栓塞

肺栓塞指内源性或外源性栓子阻塞肺动脉而引起肺循环和右心功能障碍的临床综合征，多见于长期卧床、术后、高凝状态和久坐不动等情况。肺栓塞可因栓塞部位靠近外周累及胸膜引起胸痛，也可因低血压、冠状动脉痉挛等导致心肌缺氧引起心绞痛性胸痛。除胸痛症状外，还可伴有胸闷、呼吸困难、晕厥、咯血、烦躁不安，甚至濒死感等。

气胸

因肺泡及脏层胸膜的破裂，空气进入胸腔形成气胸。典型症状为突发单侧胸痛，为针刺样或刀割样，持续时间短，继而出现胸闷、呼吸困难、刺激性咳嗽。该病多见于瘦高体型的青壮年男性或有基础肺部病变者，如慢性阻塞性肺疾病、肺大疱等。张力性气胸可危及生命，需要立即救治。

肺炎、胸膜炎

各种原因引起的肺部炎症侵犯到壁层胸膜时均可引起胸痛症状，在咳嗽或深呼吸时加重。在胸膜炎早期脏层和壁层胸膜相互贴近摩擦，胸痛明显；若病情进一步发展，胸膜腔出现积液，且随积液量增加，脏层和壁层胸膜不再相互贴近摩擦时胸痛消失。

肺癌

肺癌多见于有长期吸烟史的中老年人，患者胸痛部位一般较固定，通常位于原发肿瘤侧，可为炎症累及部分胸膜或胸壁引起，也可为肿瘤侵犯所致。患者除胸痛症状外，还常伴有咳嗽、痰中带血或咯血、气短或喘息、体重下降、食欲减退等症状。胸部 CT 检查通常可明确诊断。

哮喘和慢性阻塞性肺疾病

哮喘和慢性阻塞性肺疾病急性发作时常引起胸闷和呼吸困难。

结节病

常见胸痛、咳嗽和呼吸困难症状。

急性胸部综合征

急性胸部综合征是镰状细胞贫血所致、可危及生命的并发症，表现为胸痛、呼吸困难、发热、咳嗽及血氧饱和度下降等症状，肺部可见浸润性病灶。镰状细胞贫血患者一旦发生上述症状，应立即救治。

肺高压

肺血管结构及功能发生改变导致肺血管阻力及肺动脉压力升高。患者表现为与劳累相关的疲劳、呼吸困难、胸闷、胸痛和晕厥，晚期患者静息状态下即可有症状发作，出现踝部、下肢，甚至腹部、全身水肿。

小贴士

呼吸系统疾病引起的胸痛症状

胸痛多与体位变动、咳嗽、深呼吸等相关，也可为持续性隐痛或钝痛，大多伴有咳嗽、咳痰、呼吸困难、咯血、发热等症状，胸部X线检查或CT检查常可发现相应病变。常需与心绞痛进行鉴别。

运动及神经系统疾病

肋骨损伤或肋软骨炎

肋骨损伤或肋软骨炎多见于肌肉骨骼炎症、剧烈咳嗽或运动损伤，表现为不同程度的胸痛，常于深呼吸或咳嗽时加重，存在特定部位的压痛。肋骨骨折可致局部胸膜炎性疼痛。肋软骨炎和下肋骨疼痛综合征伴有局部胸部压痛，不伴有发热、红斑或局部肿胀。全身性疾病累及肋骨时，也可导致肋骨病变相关性胸壁痛。

风湿性疾病

风湿性疾病包括纤维肌痛、类风湿关节炎、系统性红斑狼疮、强直性脊柱炎、银屑病关节炎、复发性多软骨炎等，与疾病累及胸部关节，肌肉、骨骼、胸壁对刺激的敏感性增加等相关。纤维肌痛是常见的慢性肌肉骨骼疼痛综合征，可伴有广泛的软组织压痛，常伴有乏力、睡眠障碍、抑郁、焦虑等症状，第2前肋软骨连接处压痛是纤维肌痛中常见的压痛点。

带状疱疹

带状疱疹是由水痘－带状疱疹病毒引起的急性感染性皮肤病。

病毒感染后可长期潜伏于体内，当机体抵抗力下降时，潜伏的病毒大量复制，使受侵犯的神经和皮肤产生强烈的炎症反应，沿神经波及皮肤出现疱疹并顺着神经的走向呈单侧集簇状分布并伴有疼痛，疱疹结痂脱落后留有暂时性淡红斑或色素沉着，病程一般为 2 ～ 3 周，有时疱疹消退后胸痛持续较久，甚至可长达数月。患者发疹前可有乏力、低热、纳差等症状，患处皮肤自觉灼热感或疼痛，多持续 1 ～ 3 天后发疹。带状疱疹可复发，发病部位不确定，疼痛程度可轻可重。

精神性问题

与胸痛相关的最常见精神障碍是惊恐障碍和抑郁。惊恐发作患者可有胸痛和呼吸急促，因过度通气可导致非心绞痛性胸痛，偶尔可导致心电图异常。情绪低落、食欲不振或睡眠障碍患者可能存在抑郁。可能需要尝试认知行为治疗和（或）抗抑郁药物治疗。

牵涉痛

牵涉痛由相同脊髓节段支配的内脏或躯体结构疼痛引起，可源自腹腔器官、颈椎间盘或颈椎和胸椎的韧带、肌肉和骨膜。急性胆囊炎和胰腺炎患者可能会出现胸部牵涉痛而无胸壁触痛。

不典型心绞痛

部分冠心病患者心绞痛的性质及部位不典型，如位于上腹部，常被误认为急腹症；位于下颌或咽颈部，常被误认为牙病、咽炎或骨关节病；部分急性心肌缺血发作患者早期可同时出现恶心、呕吐、腹胀、呃逆等消化道症状，可能与坏死心肌刺激和组织器官血流灌注不足相关。

（焦红梅）

参考文献

1. CAMPBELL K A，MADVA E N，VILLEGAS A C，et al. Noncardiac chest pain：a review for the consultation-liaison psychiatrist. Psychosomatics，2017，58（3）：252-265.
2. YAMASAKI T，FASS R. Noncardiacchest pain：diagnosis and management. Curr Opin Gastroenterol，2017，33（4）：293-300.

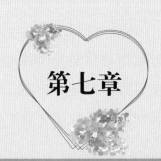

第七章

心血管疾病的介入及外科治疗

第一节 冠心病的介入诊疗技术

冠心病患者发生急性心肌梗死或药物治疗效果欠佳时，需考虑冠状动脉造影和血运重建治疗，后者主要包括冠状动脉介入治疗和冠状动脉搭桥术。冠状动脉介入治疗属于微创技术，创伤小，患者痛苦少，操作器械及技术成熟，是广泛应用的治疗手段。

什么是冠状动脉造影?

冠状动脉造影是诊断冠心病的“金标准”，简称“冠状动脉造影”。冠状动脉造影时，经患者桡动脉或股动脉穿刺，将造影导管在X线透视指引下送至冠状动脉的开口处，分别向左右冠状动脉内注入血管造影剂，观察冠状动脉形态及血流情况。冠状动脉造影可显示冠状动脉有无病变、病变部位、范围及其狭窄的严重程度，为介入治疗和冠状动脉搭桥手术提供准确的血管病变信息。

冠状动脉造影有危险吗?

冠状动脉造影为成熟微创诊断技术，手术的风险较低，但对于肾功能不全、有造影剂过敏者应谨慎。医生在进行冠状动脉造影前会认真评估检查的必要性，严格掌握适应证和禁忌证。

尽管冠状动脉造影安全性高，但仍需警惕相关并发症和手术风险。与穿刺相关的并发症包括穿刺部位的皮下瘀斑、血肿、假性动脉瘤、动静脉瘘、血管闭塞等。与造影剂相关的并发症有急性肾损伤和过敏反应，手术前后常规输注生理盐水减少造影剂造成肾损伤的风险；对于潜在过敏者，术前给予抗过敏治疗，术中及术后密切关注有无皮疹、瘙痒、低血压等过敏表现，及时发现并处理。与患者自身因素或者操作相关的并发症：血栓形成、动脉栓塞、动脉夹层、心律失常等。

冠状动脉造影术前需要做哪些准备？

1. 术前需要进行常规检查，包括心电图、血常规、凝血功能、肝肾功能、电解质及感染筛查等。

2. 穿刺部位区域备皮：包括双侧腹股沟区及双上肢局部皮肤准备。

3. 术前医师会向家属解释手术的必要性、可能的危险及并发症，回答家属及患者提出的问题，签署冠状动脉造影手术知情同意书。

冠状动脉造影入路

冠状动脉造影一般通过上肢的桡动脉或下肢的股动脉进行（冠状动脉造影入路见图 7-1-1）。血管的选择一般取决于患者自身的血管条件及手术医师的习惯。

上肢桡动脉是目前最常用的入路途径，右手桡动脉为最常用的穿刺血管，如果右侧穿刺不成功，也可以考虑左侧桡动脉穿刺入路。经桡动脉入路造影操作简单方便、技术成熟，局部伤口易于压迫止血，合并症发生率较低、术后无须卧床，患者舒适度高。

如果上肢动脉穿刺困难、造影导管经过的血管存在严重病变或难以通过，则选择股动脉入路。部分患者因冠状动脉病变严重，需要经股动脉入路进行介入治疗则选择股动脉入路造影。股动脉入路术后必须对穿刺局部加压包扎、下肢限制活动、卧床 24 小时，给患者带来不便。血管封堵或缝合器械可减少卧床时间和穿刺部位并发症。

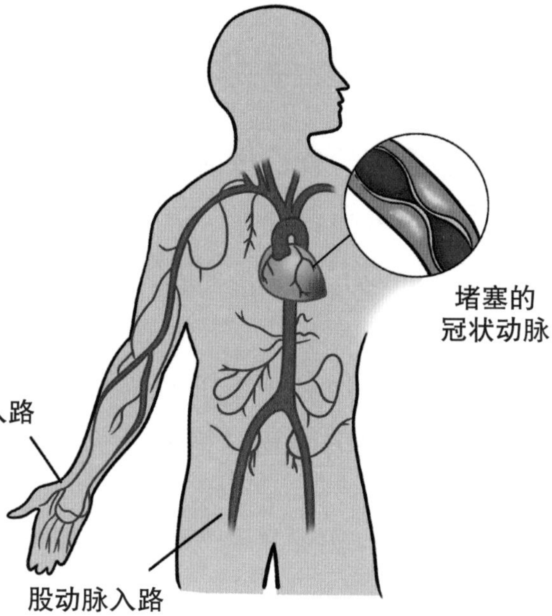

图 7–1–1　冠状动脉造影入路

冠状动脉造影过程

冠状动脉造影检查需在专门的导管室进行（图 7-1-2），在整个过程中患者完全清醒。患者进入导管室后平卧于床上，双手放在身体两侧，双腿伸直，医师消毒后铺手术巾，患者的手不能触碰身上的手术巾（单），否则会污染手术区。医师进行穿刺局部皮肤麻醉时患者会有一定程度的疼痛或不适，多可耐受。在冠状动脉造影过程中患者一般无疼痛感觉。造影手术结束后拔除鞘管和压迫止血时可有轻微疼痛（图 7-1-3）。完成止血和包扎伤口后，患者返回病房。

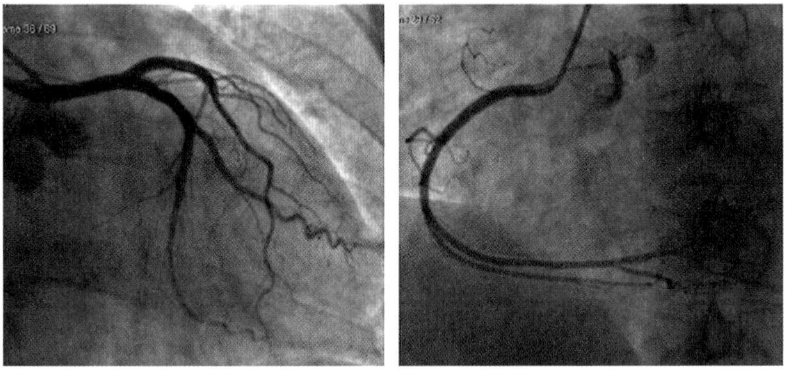

图 7-1-2　冠状动脉造影

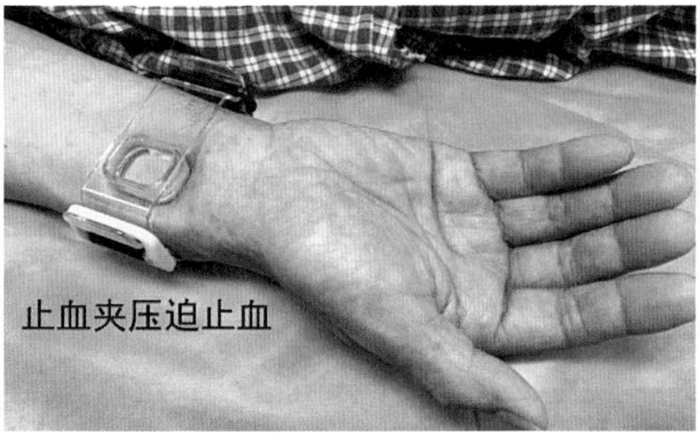

图 7-1-3　桡动脉止血夹压迫止血

经皮冠状动脉介入治疗

心血管介入医师会根据冠状动脉造影结果向患者及家属告知冠状动脉病变情况，解释介入治疗的进一步诊治措施、可能的手术风险和并发症，根据冠状动脉病变情况、患者病情、患者及家属意愿等确定介入治疗策略，部分患者在冠状动脉造影后继续进行介入治疗。

在X线透视的指引下，经过特殊训练的介入医师将导引导管送入冠状动脉开口处，将一条非常细的导丝送至病变的远端，随后沿导丝送入球囊或支架。一般需先送入球囊，对病变进行预扩张后再送入支架至预定部位，释放支架，使之紧贴在血管壁上保持血管腔畅通。

冠状动脉介入治疗包括球囊扩张术和支架植入术。球囊扩张时挤压病变使狭窄部位的管腔扩大，支架通过对血管壁的支撑保持血管畅通、狭窄病变不发生回缩，通常在球囊扩张后植入支架（图7-1-4）。单纯球囊扩张术后可发生急性血管闭塞导致的心脏事件，术后再狭窄发生率远高于支架植入术。近年来药物球囊在扩张狭窄病变的同时释放防止血管再狭窄的药物，多用于支架内再狭窄、分叉病变、小血管病变等。

冠状动脉介入手术的成功率与患者的病变和心血管介入医师的经验、手术技巧、器械选择相关。通常，术者根据冠状动脉病变情况制定手术策略，有时需要使用多根导管、导丝，以及多个球囊、多个支架。术者和患者都会受到放射线辐射，相对于患者，介入医师长期接触放射线，会受到更多放射性辐射。

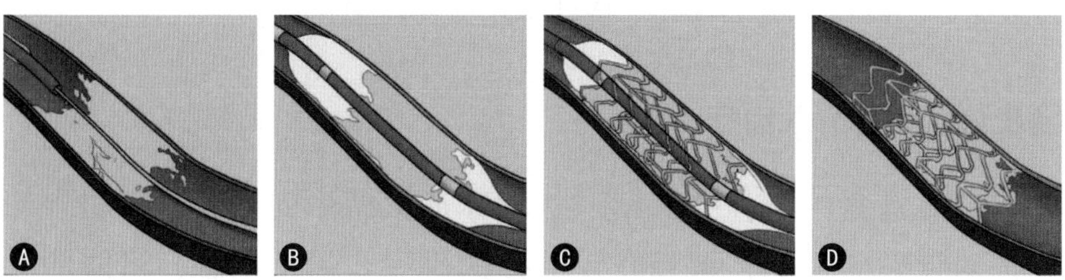

A. 导丝穿过病变；B. 球囊扩张病变；C. 扩张释放支架；D. 支架植入后。

图7–1–4　球囊扩张和支架植入

冠状动脉支架的种类

支架形似弹簧圈，为网状结构，需根据病变血管的特点选择大小和型号。支架最初包裹在球囊上，通过球囊导管送至病变血管处，对球囊加压后使支架膨胀并镶嵌在血管内壁。常用的冠状动脉支架多由镍钛合金、钴铬合金、铂铬合金或 316 L 不锈钢等制成，与人体组织具有良好的相容性。

根据支架表面是否经过特殊药物涂层处理，分为金属裸支架和药物涂层支架。药物涂层的作用是抑制血管内皮细胞和平滑肌增生，降低再狭窄率。金属裸支架术后再狭窄率为 20% ～ 30%，药物涂层支架的再狭窄率约 10%，目前更多使用药物涂层支架。

2017 年全球首个获批上市的雅培生物可降解支架撤市，主因临床研究显示生物可降解支架植入后冠状动脉内血栓事件发生率高。2019 年国家市场监督管理总局批准了国内研发的首个生物可降解支架上市，仅限于长度不超过 20 mm、血管直径 2.75 ～ 3.5 mm 的冠状动脉简单病变，长期临床疗效和安全性尚待验证。

冠状动脉造影及介入治疗术后注意事项

冠状动脉造影及介入治疗术后患者通常返回病房，病情严重或不稳定者需前往重症监护室观察治疗。介入治疗术后需要密切关注患者临床症状，监测心电图、血压、心率等生命体征。如有胸闷、胸痛、头晕等不适症状，应及时通知医护人员。介入治疗手术前后为了预防血栓，使用较多抗栓药物，使出血风险增加，需要保持警惕。

经桡动脉穿刺入路造影的患者，术后穿刺侧腕部用止血夹压迫、制动 6 小时，在此期间，医师一般每 2 小时放松 1 次止血夹，无须卧床。经股动脉入路进行冠状动脉造影的患者则需卧床 12 ～ 24 小时，穿刺侧的下肢应制动，具体时间根据每个患者的不同情况确定。如果股动脉穿刺点经过成功封堵或缝合后，穿刺侧的下肢制动时间可缩短至 3 ～ 6 小时，则卧床时间也可缩短至 6 ～ 12 小时。卧床时患者不要抬起上身，不能弯曲穿刺侧的下肢，大小便应在床上进行。术后需观察伤口局部有无出血，如上肢止血夹或下肢股动脉穿刺处包扎的纱布渗血，应及时通知医护人员。此外，还要注意手术侧肢体的颜色、温度及足背动脉搏动，患者有无肢体发凉、肿胀、疼痛等异常现象。术后嘱患者多饮水，会根据患者具体情况输注生理盐水，以促进造影剂排出，减少造影剂相关的肾损伤。

重视冠心病综合管理，做好二级预防

患者接受冠状动脉介入治疗后，应做好二级预防，坚持长期服用药物、保持健康生活方式和定期复查。部分患者因自我感觉良好，不听从医嘱，没坚持服药，甚至停药，未改变以往不良的生活方式，将可能再次出现急性心肌梗死、心绞痛、支架再狭窄，甚至发生猝死等悲剧。

介入治疗术后冠心病患者需要长期规范化管理。如无特殊情况，阿司匹林联合氯吡格雷或替格瑞洛抗栓治疗至少 1 年，出血高危患者至少坚持 3 ～ 6 个月。服用抗栓药物期间应密切观察有无出血倾向，如黑便、鼻出血、口腔出血、大片皮肤瘀斑或出血点。对于发生消化道出血或存在明显出血倾向的患者，应及时就诊，由医师决定进一步治疗方案。1 年后需要心血管医师重新评估病情后再决定如何使用抗栓药物。若病情稳定，无支架再狭窄或出现新的不稳定病变，可改为单独服用小剂量阿司匹林，无特殊理由不应停用。患者应长期坚持服用他汀类药物、β 受体阻滞剂、血管紧张素转化酶抑制剂等药物治疗，积极控制高血压、高血糖等危险因素，以延缓冠心病进展、预防心血管事件、降低死亡率。所有支架植入术后患者，即使病情稳定，应于术后 6 ～ 12 个月进行综合评估，在心血管医师指导下调整治疗药物。

（陈夏欢，刘梅林）

第二节 心脏电生理检查

为何要做心脏电生理检查？

心脏电生理检查是一系列用于心律失常检查和治疗的技术，是准确了解心脏电活动的检查方法，可用于确诊心律失常，分析心律失常的类型、发生机制、起源部位，并可指导下一步的治疗策略。通常，不明原因晕厥或心源性猝死的患者进行电生理检查可以帮助判断病因，心动过速者进行导管消融治疗前也需行心脏电生理检查。

心脏电生理检查过程

心脏电生理检查分为经食管电生理检查（图 7-2-1）和心腔内电生理检查。经食管电生理检查又称食管调搏，是一种无创性检查，因食管与左心房毗邻，只需在食管内放入一根电极，就可以达到记录和治疗心律失常的目的。如仅为测定窦房结和房室结传导功能，鉴别室上性心动过速的类型，需紧急转复室上性心动过速时，可应用经食管电生理检查。

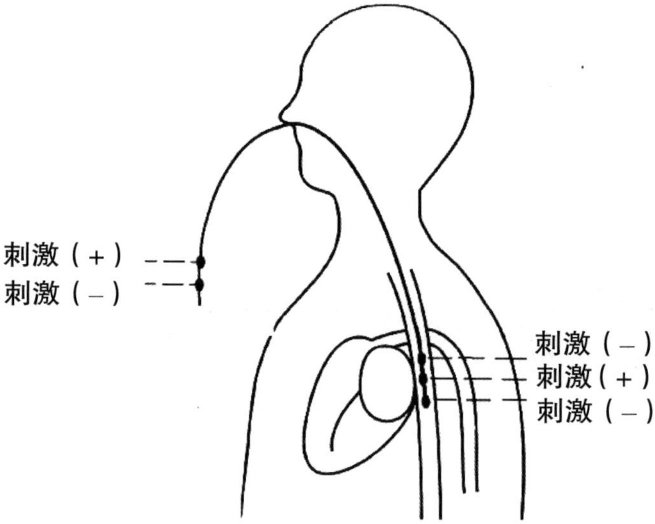

图 7–2–1　经食管电生理检查示意

心腔内电生理检查为有创检查，通常在导管室进行。进行心腔内电生理检查前需提前停用可能影响检查结果的药物，应禁食并做好皮肤准备。电生理检查需在局部麻醉下经皮穿刺静脉或动脉血管，沿着血管将 1 根至几根电极导管在 X 线指引下放置在心腔内的不同部位，通过电极记录局部的电活动（图 7-2-2）。根据电极传递的心电信号或通过电刺激获得心电信号，了解心脏传导、起搏情况，检查心律失常的部位、传导途径、心动过速的“起源点”，以及进行药物评价等。在电生理检查过程中，由于程序刺激和使用的药物可能引起心律失常发作，患者可能出现类似发作时的不适症状。心腔内电生理检查的并发症很少，严重并发症通常与穿刺插管相关。

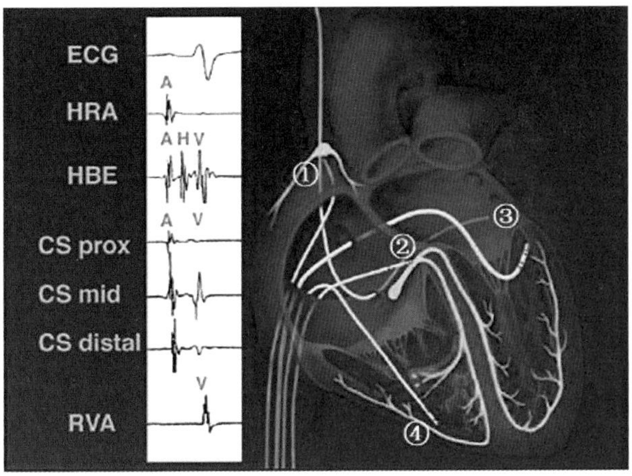

ECG：心电图；HRA：高位右心房（①）；HBE：房室束电极（②）；CS prox：冠状窦近段电极；CS mid：冠状窦中段电极；CS distal：冠状窦远段电极（③）；RVA：右心室心尖（④）。

图 7–2–2　心腔内电生理检查示意

心脏电生理检查后注意事项

电生理检查结束后，如果需要进行射频消融手术，可通过已建立好的血管通路进行，个别情况下需要穿刺新的血管完成手术。如果无须进行射频消融治疗，则撤出体内的电极导管，压迫穿刺部位止血、无菌敷料包扎，并用沙袋局部压迫，患者回病房后平卧 8 ～ 24 小时，如穿刺为股静脉或股动脉，则需保持穿刺侧的下肢制动，以免穿刺点出血。穿刺部位肢体制动时间遵医嘱。术后正常进食，卧床期间大小便应在床上进行。医护人员会定时观察患者穿刺部位及全身情况。

（黄波）

第三节　经导管消融术

经导管消融术是目前治疗多种快速性心律失常的常用微创介入治疗方式，按照消融能量的来源不同，可分为射频消融、冷冻消融、超声消融、脉冲场消融等，其中最常用的是射频消融和冷冻消融（图 7-3-1）。不同消融能量有着自身的特点，手术医生会根据患者心律失常的类型、临床特征决定如何选择消融治疗。目前，导管消融主要用于阵发性室上性心动过速、心房扑动、心房颤动、房性心动过速、频发室性期前收缩、室性心动过速等快速性心律失常的治疗。

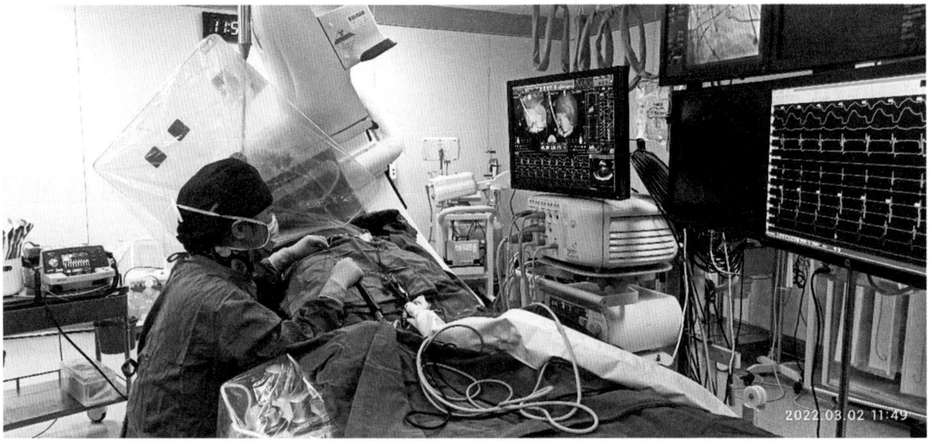

图 7-3-1　导管消融术治疗心律失常

导管消融术前需做哪些准备?

术前医师会向患者及家属详细解释手术的必要性及可能的风险并签署知情同意书。术前通常需进行血常规、凝血功能、肝肾功能等常规检查；另外会做一些与本手术相关的特殊检查，如超声心动图、胸部X线、心电图、动态心电图等。术前准备工作通常在手术前12～24小时进行，包括局部备皮、抗菌药物皮试、留置静脉穿刺针等。术前绝大多数患者需停服抗心律失常药3～5天；对于在等待手术期间发生的心律失常，最好采用非药物方法进行终止，因为术前服用过多的抗心律失常药物可能会影响手术中对病变部位的判断，甚至无法在术中诱发心律失常，从而导致手术无法进行或失败。

导管消融术过程

射频消融术是医师在患者身体外操纵导管将患者心脏内“多余”或异常的通道打断而消除心律失常的一种微创手术，通常采用局部麻醉，术中患者是完全清醒的。对于十分恐惧手术的患者，则需行全身麻醉。行局部麻醉和穿刺血管时，患者可能会感到一定程度的疼痛，但并不严重。射频消融术时，通常要在心脏内放入3～4根电极导管。一般医师会使用大腿部位的股静脉和股动脉及前胸部的锁骨下静脉。经电生理检查标测引起心律失常的部位后进行消融治疗，消融过程中可能会有胸痛、心脏烧灼感等不适，患者可告知医生。消融完成后会重复进行电生理检查确定消融效果，手术结束后撤出导管、拔出鞘管、加压止血及包扎伤口。

导管消融术后注意事项

术后回到病房，如果进行的是室上性心动过速的射频消融，患者即可进食及喝水。如果接受的是心房颤动射频消融术，由于术前禁食及术后卧床，术中使用镇痛药物，患者可能会有恶心、呕吐、腹胀、腹痛等症状，术后通常需要等待 1 ～ 2 个小时后才可进食，不宜吃得过饱，应进食容易消化的食物，如粥类或汤类的食物，待可下床活动后再正常进食。术后患者要卧床一段时间，股静脉穿刺的患者穿刺侧下肢应制动 4 ～ 6 小时，整个卧床时间为 6 ～ 12 小时；患者的卧床时间由医师根据具体情况确定。在卧床的前 4 ～ 6 小时，患者不能抬头、不能弯曲穿刺的下肢，大小便应在床上进行，以防穿刺部位出血。股动脉穿刺的患者穿刺侧下肢应制动 6 ～ 12 小时，整个卧床时间为 18 ～ 24 小时。手术后需要观察伤口局部有无出血，如包扎的敷料有渗血，应及时通知医护人员。此外，还要注意包扎侧肢体的颜色，以及有无明显发凉或疼痛等现象。消融术后，通常需要进行心电监护 12 ～ 24 小时。术后有可能需要继续服用抗心律失常、抗栓药物等，具体治疗方案需根据心律失常的类型由医师决定。术后随访时间可由医师根据具体情况决定。

导管消融术并发症

导管消融术严重并发症总体发生率低于 1%，手术死亡更少见。导管消融治疗的风险可分为导管操作和血管穿刺相关并发症。前者包括：心脏组织结构损伤，如心脏穿通、冠状窦破裂造成心脏压塞；完全性房室传导阻滞，主要见于房室结双径路及间隔旁道的射频消融；急性心肌梗死及主动脉瓣关闭不全，罕见心房食管、气道贯通。后者包括：股动脉损伤，如出血、血肿、血栓形成及假性动脉瘤等；股静脉损伤、股静脉血栓形成；颈静脉、锁骨下静脉穿刺相关并发症，如气胸、血胸等；动静脉瘘，包括锁骨下动静脉瘘、股动静脉瘘；栓塞，包括肺栓塞、脑栓塞等。

随着技术和器械的进步，射频消融术的成功率提高，安全性良好。阵发性室上性心动过速单次射频消融术的根治率在 95% 以上，严重并发症的发生率低于 1%。心房颤动等复杂心律失常单次射频消融的成功率为 60% ～ 80%，成功率和复发率因术者的经验和技术水平而异，部分患者可能需要 2 次、3 次或更多次的手术。

总体来说，导管消融术是一种创伤小、安全性好、可以根治多种快速性心律失常的有效手段，在临床中将会越来越广泛应用。

（黄波）

第四节 起搏器植入术

什么情况需要植入起搏器？

严重的心动过缓会导致心脏对其他器官的供血量减少并引发缺血症状，例如，心动过缓引起脑供血不足，会导致头晕、黑蒙、晕厥等症状。缓慢的心率也会引起如乏力、胸闷和气短等症状。起搏器主要用于治疗缓慢性心律失常，有症状的心动过缓需进行评估是否应植入起搏器，并非所有的缓慢性心律失常都需要起搏器治疗。

起搏器的工作原理和分类

心脏起搏器包括起搏器（脉冲发生器见图 7-4-1）和电极导线。脉冲发生器会根据设定的程序发放心电信号，经过电极导线刺激心脏，引起心脏的收缩。在自身窦房结或房室结工作不正常时，起搏器就可以行使相应的功能。

一般将起搏器埋置于左或右前胸的皮下，连接起搏器与心肌的电极导线走行于血管内（图 7-4-2）。人工心脏起搏器根据电极导线的放置位置分为心房起搏和心室起搏；根据在心腔植入电极导线的数量分为单腔、双腔起搏器。单腔起搏器仅放置右心室电极，主要用于持续性心房颤动合并长间歇或快慢综合征患者；双腔起搏器放置右心房电极和右心室电极，更符合生理需要，主要用于病态窦房结综合征、房室传导阻滞患者。双腔起搏器在右心房和右心室电极的基础上，再增加一根左心室起搏电极，称为心脏再同步化治疗（cadiac resynchronization therapy，CRT），也有人称之为三腔起搏器、双心室起搏，主要用于严重心力衰竭、左右心室收缩不同步、经充分药物治疗仍有明显症状的患者，心脏再同步化治疗有助于改善心功能、延长生命。对于需要安装 ICD 的室速、室颤高危人群合并心力衰竭或者其他严重心脏病时，可考虑安装具有除颤功能的三腔起搏器（CRT-D）。近年来，无导线起搏器也在临床中被应用，其体积与一粒药物胶囊接近，直接植入心脏内而不需要电极导线，其具有创伤小、并发症少等优势，但目前也存在功能简单（仅单腔起搏）、电池耗竭后无法取出等不足。

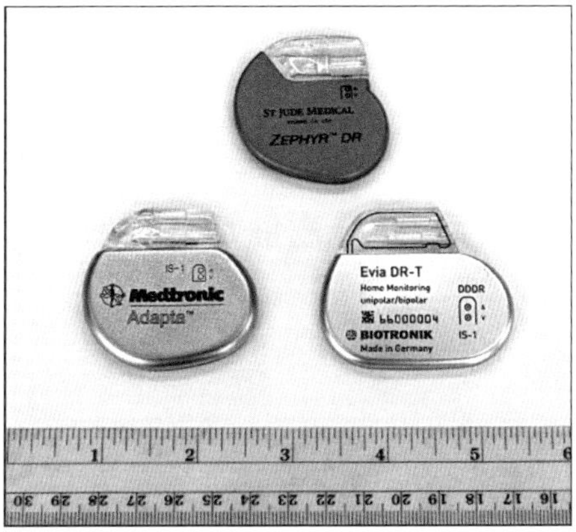

图 7-4-1　起搏器（脉冲发生器）

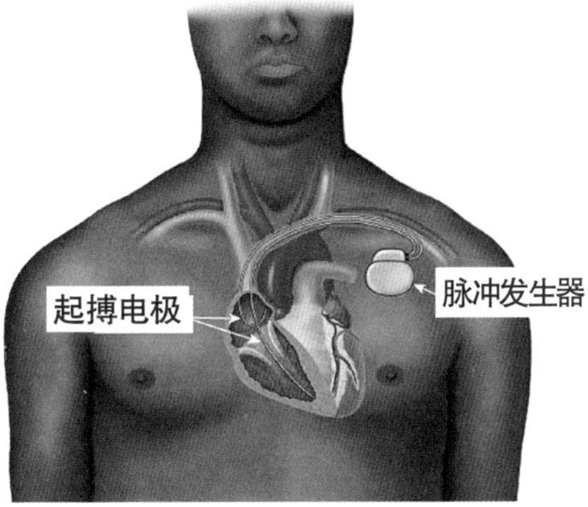

图 7-4-2　起搏器及电极示意

起搏器植入术

术前准备

术前需要进行血常规、凝血功能、肝肾功能、超声心动图、胸部 X 线片、心电图及动态心电图等检查。心电图和动态心电图不仅仅是诊断心律失常的主要依据，还用于术后分析起搏器功能。为减少起搏器囊袋感染，术前进行胸前部备皮、彻底清洁皮肤。由医师依据患者的具体情况，决定是否停用、何时停用抗栓药物以降低手术局部出血风险。

手术过程

起搏器植入术在导管室内进行，采用局部麻醉的方式，患者术中完全清醒。患者进入导管室后，脱去上衣平卧于手术床上，医师对前胸部消毒和铺手术巾（单），局部麻醉后，通常切开皮肤，切口为 4 ～ 6 cm，制作容纳起搏器脉冲发生器的囊袋；穿刺锁骨下静脉或腋静脉并放置鞘管，送入起搏电极并寻找合适的安放部位；找到合适的起搏位置后，固定电极导线，测定需要的电生理参数，再将电极导线与脉冲发生器连接在一起并埋在囊袋中；确定电极导线在心脏内位置合适且牢固后，缝合皮肤，包扎伤口。

术后注意事项

★ 早期注意事项

患者返回病房后，为减少出血、预防电极移位，通常在起搏器植入的皮肤表面放置沙袋进行局部 4 ～ 6 小时的压迫，术后 24 小时上半身制动，伤口换药后才可下床活动。在此期间，应避免植入起搏器一侧肢体大幅度、剧烈活动。术后可能出现伤口部位疼痛、瘀斑和术侧上肢肿胀。

★ 长期注意事项

患者术后制动完成后，就可以坐起和活动；伤口愈合后可以进行上肢和肩关节活动，但要避免过度用力。出院后患者可根据自己的体力情况进行体育锻炼，应避免起搏器同侧上肢剧烈活动和负重；手术 1 ～ 2 个月后上肢活动可高举过头、手能摸到对侧耳垂。

起搏器植入后可正常使用固定电话手机、微波炉等家用电器，在出示证明后可以通过机场、车站的安检，可以正常乘坐交通工具。起搏器可能会受到周围电磁的干扰，影响正常功能。植入起搏器后，不能接触漏电的电器用品、高压传送线附近的电磁场、高功率的电设备、磁铁、产生磁力的游戏机及自动麻将桌；不要用重物压迫起搏器旁的导线，不要经常触摸、按摩安置起搏器的部位，尽量不要使用电浴盆。尽量避免磁共振检查及避免用高低频治疗仪、磁力按摩仪、电针灸及钴放射治疗等。如果确实有使用以上设备的必要，建议先咨询起搏器相关医生后再决定。

核磁兼容起搏器可以进行磁共振检查，在磁共振检查前需要程控调整起搏器的部分参数，将起搏器切换到核磁兼容模式，待检查结束后，再调回普通工作模式。

术后随访：主管医师会在患者出院前介绍起搏器的工作方式和工作参数，如起搏器的起搏频率、电压、脉宽等数值，以及出院后如何进行起搏器随访。安装永久起搏器后，会拿到一张临时起搏器注册卡，大约 3 个月后患者会收到生产厂家发放的正式起搏器注册卡（通常注册卡是生产厂家通过医院交给患者）。患者应妥善保管好注册卡，在保质期内起搏器一旦出现故障，需要使用此卡进行起搏器维护和调试。患者务必留下长期有效的联系方式，以便医院发放正式起搏器注册卡和术后定期随访。

起搏器的寿命：起搏器的使用年限与其型号和耗电量有关，电池寿命一般在 5 年以上，即在完全由起搏器起搏心跳的情况下可以连续工作至少 5 年。起搏器工作时间、起搏参数、起搏方式（单腔/双腔）等影响起搏器的寿命。起搏电压越高，耗电量越大，电极折断或绝缘层破损也会造成电池加速耗竭。随访时，根据起搏器测试情况调整参数以节省电能，延长起搏器使用寿命。临近起搏器保质期时，患者应增加到医院随访的频率，监测起搏器电量消耗情况，以便确定起搏器更换的时间，避免因起搏器电量不足、起搏功能下降而发生心血管事件。当监测到电池耗竭或接近耗竭时，需及时更换起搏器。通常，更换起搏器的患者不需更换电极，仅需更换起搏器并进行各生理参数测定、调试。

（黄波）

第五节 心脏复律除颤器

心室颤动（室颤）、尖端扭转型室性心动过速等快速性室性心律失常一旦发生就可能危及生命，及时使用除颤器是挽救生命的紧急措施。AED 是公共场所配备的除颤器。除颤器不能随身携带，对于反复发作致命性室速、室颤的患者，充分的药物治疗效果不佳时，需考虑 ICD 治疗，ICD 是安装在患者体内的全自动除颤器，能在几秒钟内识别出致命心律失常并自动除颤，挽救患者的生命。

ICD 主要用于反复发生致命性室速和室颤的患者。部分有陈旧性心肌梗死病史、左心室射血分数低、心功能很差的患者，即使没有发作过致命性心律失常，但临床预判发生致命性心律失常的风险高，建议预防性植入 ICD，以减少猝死发生率，延长寿命。ICD 在检测到恶性心律失常发生后，会放电终止心律失常，如因恶性心律失常发作患者已经意识丧失，感觉不到放电。ICD 在患者清醒状态时放电或误放电时，患者会感觉到电击，需到医院进行程控。ICD 的担保寿命一般为 4 年，若一直未放电，可能会用更长的时间。若反复放电，ICD 电量会提前耗尽。

ICD 的外观类似普通起搏器，只是体积较普通起搏器大。ICD 植入的手术过程、术后注意事项及随访和普通起搏器基本一致（详见本章第四节）。随着技术的进步，已开发出全皮下 ICD（图 7-5-1），无须将导线经血管植入心脏，植入手术操作更简单，功能也相对简单，但尚不能完全替代经静脉 ICD。

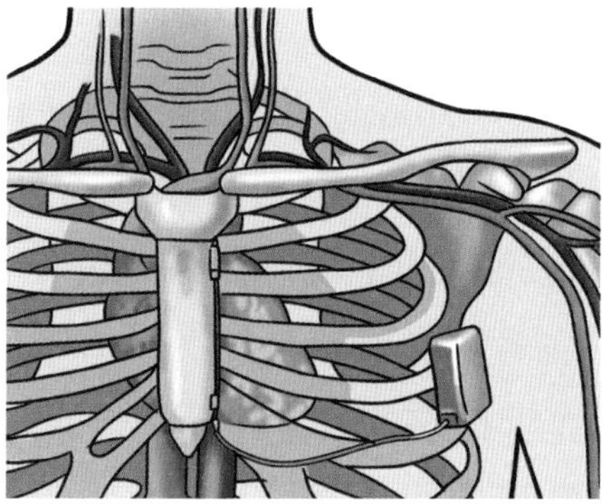

图 7-5-1 全皮下植入型心律转复除颤器

（黄波）

第六节 心脏瓣膜病经皮介入治疗

近年，随着人口老龄化，退行性心脏瓣膜病发病率上升，心脏瓣膜病成为威胁老年人生命、影响生活质量的重要疾病。通常，药物治疗难以逆转病变瓣膜的机械功能障碍，尽管外科换瓣手术是治疗严重心脏瓣膜病的首要选择，但部分高龄、合并疾病多、有开胸病史、心肺功能差的患者外科手术风险过高。近年，经皮介入微创治疗心脏瓣膜病的技术逐渐发展，成为治疗重度主动脉瓣狭窄和二尖瓣反流的治疗手段。

经导管主动脉瓣置换术

自 2002 年 Cribier 等成功开展了首例人体经导管主动脉瓣置换术（transcatheter aortic valve replacement，TAVR）以来，TAVR 作为微创技术发展迅速，多项临床研究证明 TAVR 治疗的有效性及安全性，临床适应证不断拓宽。

目前，TAVR 主要采用经股动脉插管的逆行术式（图 7-6-1），经股动脉穿刺后输送导管到达腹主动脉、降主动脉、主动脉弓及主动脉根部，再跨过狭窄的主动脉瓣进入左心室。逆行法早期因导管过粗，使周围血管穿孔和夹层的发生率较高，改进后的导管内径明显缩小，使血管损伤的发生率明显降低。

部分患者由于血管条件的限制不适合经股动脉途径行置换术，或因血管重度钙化或病变无法经股动脉入路输送导管实施经导管主动脉瓣置换术，采用经心尖途径完成手术（图 7-6-2），经心尖入路可以通过微创技术的小切口穿刺心尖部，便于经皮瓣膜输送导管。其他手术入路还有经锁骨下动脉、经升主动脉、经颈动脉途径入路，相比经股动脉和经心尖两种主要入路，临床应用较少。

欧美指南建议外科手术禁忌或高危、预期生存时间超过 12 个月的症状性重度主动脉瓣狭窄患者行经导管主动脉瓣置换术；外科手术中危的重度主动脉瓣狭窄患者也可考虑经导管主动脉瓣置换术。

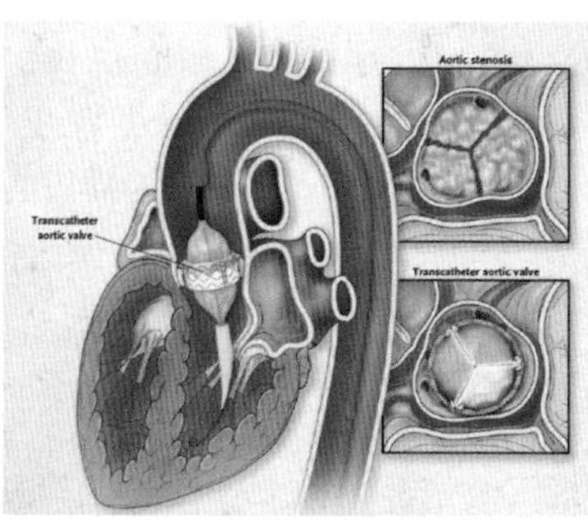

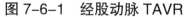

图 7-6-1　经股动脉 TAVR

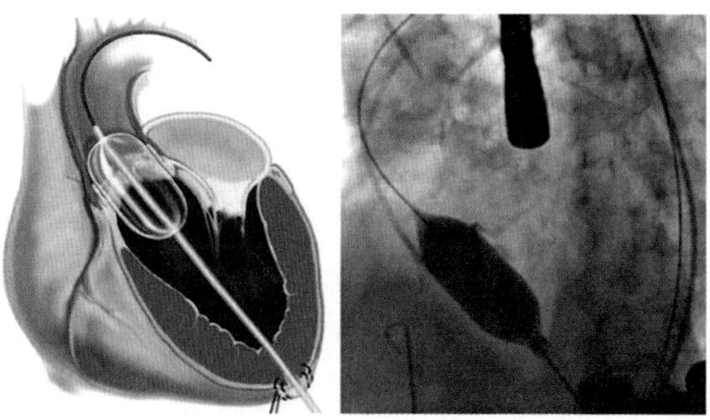

图 7-6-2　经心尖 TAVR

经股动脉或经心尖入路，将导丝穿过主动脉瓣，输送球囊扩张狭窄的主动脉瓣，输送人工主动脉瓣定位至主动脉瓣处，自膨胀释放或球囊扩张将人工主动脉瓣置入病变主动脉瓣，TAVR 常用瓣膜见图 7-6-3。

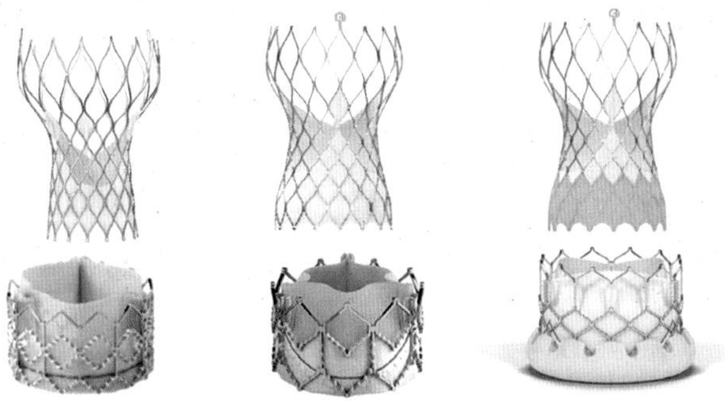

图 7-6-3 TAVR 常用瓣膜

经导管二尖瓣缘对缘修复术

二尖瓣的解剖结构、功能特点、病理生理学及与左室心肌相互作用的机制比主动脉瓣更为复杂。由瓣叶、瓣环、腱索和乳头肌组成解剖和功能结构相对复杂的二尖瓣复合体，任何一因素出现异常均可能会导致二尖瓣反流。经导管二尖瓣介入治疗从技术种类上分为经导管介入修复和置换两类。经导管介入修复包括经导管二尖瓣缘对缘修复术、二尖瓣环成形术、人工二尖瓣腱索修复术等，其中经导管二尖瓣缘对缘修复术（transcatheter edge to edge repair，TEER）相对成熟，已在全球广泛应用，其他术式临床应用尚少。而经导管二尖瓣置换尚处于临床研究阶段。

经导管二尖瓣缘对缘修复术目前主要经由股静脉穿刺入路，由右心房穿刺房间隔进入左心房和左心室，通过导管输送系统，将二尖瓣夹合装置送至左心室二尖瓣缘下，在经食管超声指导下，夹住二尖瓣反流区的前、后瓣叶并使之结合，从而减少二尖瓣反流（图 7-6-4）。

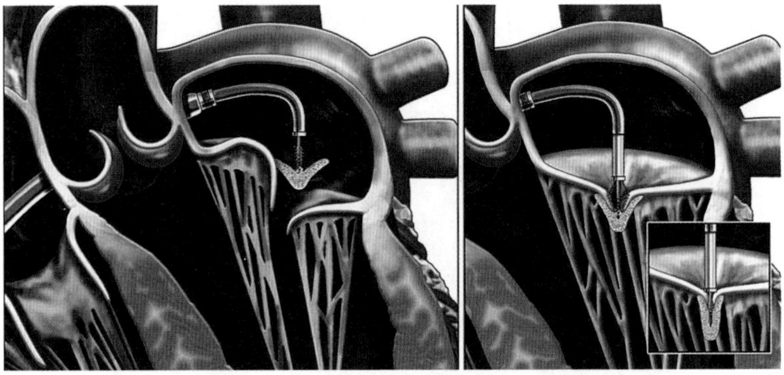

图 7-6-4　经导管二尖瓣缘对缘修复术

欧美指南建议对于外科手术高危或存在禁忌证的原发性重度二尖瓣反流患者，若解剖结构合适，推荐行经皮二尖瓣缘对缘修复术。而对于继发性重度二尖瓣反流患者，若无须血运重建、外科修复或置换手术风险较高，经药物和器械充分优化治疗后对症状无改善，如超声心动图评估瓣膜形态合适，可行经皮二尖瓣缘对缘修复术。

心脏瓣膜病团队

我国心脏瓣膜病经皮介入治疗手术正处于快速发展阶段，经导管主动脉瓣置换术和经皮二尖瓣缘对缘修复术已积累了较多经验，其他瓣膜经皮介入治疗手术也正在开发研究或临床试验阶段。对于心脏瓣膜病的介入治疗，需要严格掌握适应证和禁忌证，需要由专业的心脏瓣膜病团队来评估和决策。心脏瓣膜病团队需要多学科合作组建，包括心血管内科医师团队、瓣膜病介入医师团队、心血管外科手术医师团队、影像评估医师团队、麻醉科医师团队、护理团队、康复管理团队等。由心脏瓣膜病团队充分评估患者的临床和解剖适应证和禁忌证，了解患者意愿及经济能力等社会因素，评估其可行性，制定手术策略，术前充分考虑可能出现的并发症及处理预案，做好术后远期随访和康复指导。

（陈夏欢）

参考文献

1. VAHANIAN A，BEYERSDORF F，PRAZ F，et al. 2021 ESC/EACTS Guidelines for the management of valvular heart disease. Eur Heart J，2022，43（7）：561-632.
2. OTTO C M，NISHIMURA R A，BONOW R O，et al，2020 ACC/AHA Guideline for the Management of Patients with Valvular Heart Disease：A Report of the American College of Cardiology/American Heart Association Joint Committee on Clinical Practice Guidelines. Circulation，2021，143（5）：e72-e227.

第七节 冠状动脉搭桥术

冠状动脉搭桥术，又称冠状动脉旁路移植术（coronary artery bypass grafting，CABG），是冠状动脉血运重建的重要方式，是成熟的心脏外科手术。对于严重冠状动脉病变行介入治疗风险高、疗效不佳的患者可考虑行冠状动脉搭桥术。

什么是冠状动脉搭桥术？

冠状动脉搭桥术属于心脏外科手术，需要在全身麻醉、气管插管下开胸进行，围手术期风险较高，需要严格掌握手术适应证和禁忌证。术中用患者自身的乳内动脉、大隐静脉或桡动脉，在体外循环下将血管“架接”至冠状动脉病变血管的远端，“架接”

的血管如同一座“桥”，使血液经“架接”的血管畅通无阻地从主动脉直接输送至血管病变远端以供应心肌（图 7-7-1）。

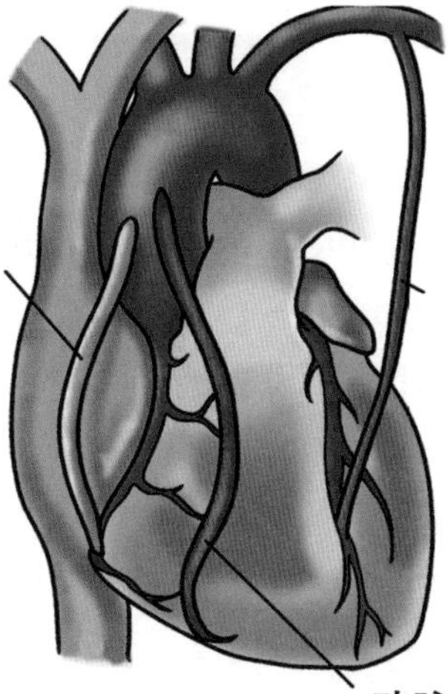

图 7-7-1　冠状动脉搭桥

什么情况下需考虑行冠状动脉搭桥术?

1. 左主干病变或左主干等同病变，伴 SYNTAX 评分＞ 22 分。

2. 三支血管病变，合并左心功能不全（左心室射血分数≤ 35%），不适合行支架术者。

3. 非糖尿病，三支血管病变伴 SYNTAX 评分＞ 22 分。

4. 糖尿病伴三支血管病变。

5. 介入治疗失败后紧急行冠状动脉搭桥术。

6. 严重冠状动脉病变合并室壁瘤、合并心脏瓣膜病需同时行换瓣手术、急性心肌梗死后室间隔穿孔、心脏破裂等需施行心脏手术者。

SYNTAX 评分主要是根据冠状动脉病变解剖特点进行危险分

层的积分系统，根据病变位置、严重程度、分叉、钙化等解剖特点定量评价冠状动脉病变的复杂程度，根据积分的高低为手术方式选择提供初步判断。SYNTAX 评分较为复杂，专业人士可根据评分工具进行评分（参考 https://syntaxscore.org）。

冠状动脉搭桥术的风险

冠状动脉搭桥术创伤较介入治疗大，术后常见的并发症包括出血、伤口感染、肺部感染、卒中、心肌梗死、心力衰竭等，随着科学技术的不断发展，并发症和死亡率降低，手术安全性良好。

冠状动脉搭桥术后是否应坚持药物治疗？

接受冠状动脉搭桥术治疗后，患者仍然需要长期坚持服用抗血小板药物、他汀类、β 受体阻滞剂、血管紧张素转化酶抑制剂等冠心病二级预防用药，定期到心血管内科和心脏外科医师处复诊并定期进行评估。

（陈夏欢）

参考文献

1. WRITING COMMITTEE MEMBERS，LAWTON J S，TAMIS-HOLLAND J E，et al. 2021 ACC/AHA/SCAI Guideline for Coronary Artery Revascularization：A Report of the American College of Cardiology/American Herat Association Joint Committee on Clinical Practice Guidelines. J Am Coll Cardiol，2022，79（2）：e21-e129.
2. NEUMANN F J，SOUSA-UVA M，AHLSSON A，et al. 2018 ESC/EACTS Guidelines on myocardial revascularization. Eur Heart J，2019，40（2）：87-165.

第八章

心血管疾病患者的家庭急救

心血管事件常是突发性的，当心血管疾病患者突然出现紧急情况时，家庭急救至关重要。及时、有效的家庭急救是保护生命、减轻危害的重要措施，心血管疾病患者和家属都应了解和学习家庭急救方法。

高血压急症

什么是高血压急症?

高血压急症是一组以急性血压升高，伴有靶器官损伤，或原有功能受损进行性加重为特征的一组临床综合征。如果收缩压≥220 mmHg 和（或）舒张压≥ 140 mmHg，无论有无症状都应视为高血压急症。

高血压急症有何表现?

短时间内血压急剧升高，同时可能出现头痛、头晕、眩晕、视物模糊与视力障碍、烦躁、胸痛、心悸、呼吸困难等表现。此外还可能出现一些不典型临床表现，如胃肠道症状（腹痛、恶心、厌食）等。

高血压急症的家庭急救

高血压患者需坚持长期、规律的治疗和定期随访，不可随意添加或停用药物。发生高血压急症应迅速联系急救中心或到医院就诊，同时可辅助以下措施缓解。

（1）安慰患者放松心情，卧床休息，密切监测血压。

（2）如血压急剧升高，可临时含服卡托普利片 0.5 ～ 1 片或口服硝苯地平片 0.5 片，伴有胸痛、胸闷症状的患者可含服硝酸甘油。

（3）如有头痛、呕吐，甚至意识障碍或肢体瘫痪等症状，应让患者平卧、头偏向一侧，以免意识障碍或剧烈呕吐时将呕吐物吸入气道。

卒中和短暂性脑缺血发作

什么是卒中/短暂性脑缺血发作?

卒中，俗称“中风”，是由于脑血管突然破裂或阻塞而引起的脑血液循环障碍，包括缺血性卒中和出血性卒中，主要表现为局灶性神经功能缺失，部分伴有意识障碍。短暂性脑缺血发作，是指一过性缺血引起的局灶性神经功能障碍，症状持续数分钟至数小时，且经影像学检查没有发现新发梗死灶。

如何识别卒中/短暂性脑缺血发作?

卒中和短暂性脑缺血发作最常见症状包括单侧面部或嘴角歪斜，单侧面部、手臂或腿部麻木，单侧手足无力、不能抬起、步态不稳或不能行走，说不出话或言语不清，单眼或双眼视物模糊，神志不清或突然昏迷。短暂性脑缺血发作通常是一过性的，症状持续数分钟至数小时可自行缓解，但这通常是卒中的先兆，不可轻视，仍需及时就诊。对于出血性卒中，因出血导致颅内压力升高，常伴有头痛、恶心、呕吐、血压升高和不同程度的意识障碍。

卒中和短暂性脑缺血发作的家庭急救

（1）让患者平卧位，避免不必要的搬动。

（2）松开患者衣领，及时清除口腔中的异物，让患者头部偏向一侧避免呕吐误吸。

（3）在卒中类型未明确时，不要随意服用药物，尽快联系急救中心或到医院就诊。

小贴士

快速识别卒中的“FAST”原则

F（face）：脸，无法微笑，嘴巴或眼睛下垂。

A（arm）：手臂，无法顺利举手。

S（speech）：说话，无法流利对答或话语不清。

T（time）：时间，一旦出现上述异常，应立即拨打120。

心绞痛和心肌梗死

心绞痛和心肌梗死时有哪些表现?

心绞痛不一定是胸部疼痛，多表现为突发胸部中央或心前区压迫、紧缩、憋闷、窒息等不适感，严重者可感受到濒死感，常伴有大汗、心慌、面色苍白。除了胸部，也可能为上肢、背部、颈部、下颌、口腔或上腹部不适等症状。需要注意的是，部分患者可仅表现为牙痛、背痛、恶心、呕吐等不典型症状，需要提高警惕并及时就医。

心绞痛和心肌梗死的家庭急救

出现疑似心绞痛症状，应立即联系急救中心或到医院就诊并立即采取以下急救措施。

（1）立即停止活动休息，避免情绪激动等诱因。

（2）舌下含服 1 片（0.5 mg）硝酸甘油。若 5 分钟后症状仍未缓解，可再次舌下含服 1 片硝酸甘油，一般不超过 3 次。

（3）出现呼吸困难、憋喘或咳粉红色泡沫痰时，应采取坐位，双腿下垂或斜靠在床上。家中备有氧气设备者可以进行吸氧。

（4）如发生晕厥，立即使患者处于平卧位，松开衣领，头部偏向一侧避免呕吐物误吸。

（5）若发生猝死者立即进行心肺复苏（详见后文）。

小贴士

硝酸甘油使用注意事项

心绞痛急性发作时，可立即舌下含服1片硝酸甘油，如症状不缓解，隔5分钟再含服1片，一般不超过3次。

含服硝酸甘油后应注意监测血压，避免站立位诱发脑供血不足。

硝酸甘油用量过大，会引起面色潮红、搏动性头痛、心悸、血压降低等不良反应。

心搏骤停

什么是心搏骤停?

心搏骤停是指心脏有效射血功能的突然停止，大动脉搏动与心音消失，全身重要器官严重缺血缺氧，若不及时抢救患者将迅速死亡。心搏骤停患者的黄金救治时间为4分钟，现场的紧急心肺复苏对患者生存至关重要。

如何判断发生了心搏骤停?

（1）意识丧失，呼之不应。

（2）大动脉搏动触不到。

（3）无自主呼吸或仅有叹息样呼吸。

心搏骤停的家庭急救

（1）判断应在 10 秒内完成，立即对心搏骤停患者实施心肺复苏。

（2）呼救：立即呼救，求助他人拨打 120 急救电话、检查施救现场是否安全。

（3）迅速将患者置于硬板床或地面仰卧，然后迅速解开衣扣、领带、腰带等，清除口腔、鼻腔分泌物及异物，立即开始持续胸外按压，直至专业救援人员到达。

（4）如有 2 名以上施救者在场，可在胸外按压的同时进行人工呼吸，胸外按压与人工呼吸比例为 30 ∶ 2，即在 30 次胸外按压结束后立即进行 2 次人工呼吸，然后立即继续进行胸外按压。人工呼吸操作方法如下：用右手托起患者下颌，拇指轻翻口唇，左手捏住患者鼻孔，施救者深吸一口气后，吹气于患者口内，直至胸廓隆起时止。

（5）有条件者使用 AED 进行电除颤。

小贴士

胸外心脏按压方法（图 8-0-1）

按压部位：两乳头连线中点处或胸骨正中下 1/2 处。

手法：两个手掌十指相扣叠放在一起，两手臂与胸骨垂直，双肩正对双手。

利用上身重量垂直下压胸骨中下端下陷 5 ～ 6 厘米，然后迅速放松，解除压力，使胸骨回到正常位置，但两手掌根部不要离开胸骨定位点。

频率：按压频率 100 ～ 120 次 / 分，胸外按压与人工呼吸比例为 30 ∶ 2。如果没有条件进行人工呼吸，可只做持续不间断胸外按压。

5 个循环结束后检查患者呼吸、颈动脉搏动及循环迹象。如未恢复，继续施救，直至患者呼吸心跳恢复或救援人员到达。

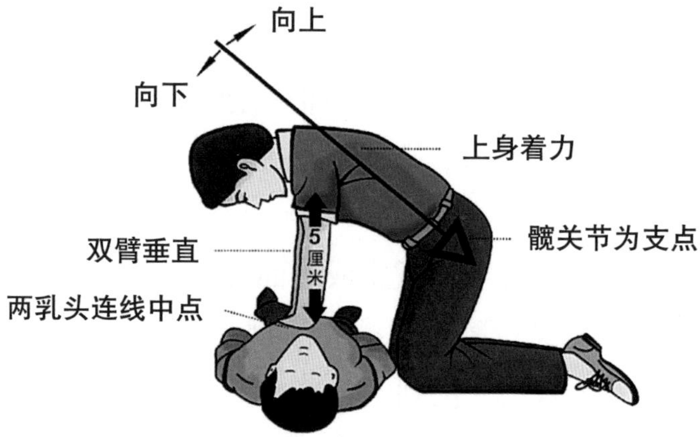

图 8-0-1　胸外心脏按压

（诸葛瑞琪）

参考文献

1 中华急诊医学教育学院，北京市心脏脑复苏重点实验室，首都医科大学附属北京朝阳医院急诊医学临床研究中心，等 . 中国高血压急症诊治规范 . 中国急救医学，2020，40（9）：795-803.

2 KLEINDORFER D O，TOWFIGHI A，CHATURVEDI S，et al. 2021 guideline for the prevention of stroke in patients with stroke and transient ischemic attack：a guideline from the American Heart Association/American Stroke Association. Stroke，2021，52（7）：e364-e467.

3 GREENBERG S M，ZIAI W C，CORDONNIER C，et al. 2022 guideline for the management of patients with spontaneous intracerebral hemorrhage：a guideline from the American Heart Association/American Stroke Association. Stroke，2022，53（7）：e282-e361.

4 PANCHAL A R，BARTOS J A，CABAÑAS J G，et al. part 3：Adult Basic and Advanced Life Support：2020 American Heart Association Guidelines for Cardiopulmonary Resuscitation and Emergency Cardiovascular Care. Circulation，2020，142（16 suppl 2）：S366-S468.

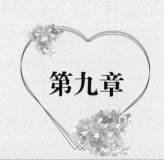

第九章

心血管疾病患者的家庭护理

居家照护是指为住在家中的患者提供医护或辅助性护理，包括长期照顾有慢性病或残障的患者或间断照顾有急性病的患者，也包括为健康老年人或其家庭成员提供护理。照护对象可在社区建立健康档案、与家庭医生签约或入住医养结合服务机构，享受生活照料、慢病防控、急危重症救治、康复护理、临终关怀和精神慰藉等连续性服务。

由养老到享老，是提高心血管疾病患者生活质量的核心。自我健康管理是保持良好身心状态的必要条件，居住环境的适老化改造是预防跌倒发生的基础保障，心理健康及社会文化健康环境的营造是健康生活的重要支撑。

自我健康管理

心血管疾病患者在日常生活中应定期监测血压、脉搏、体温、血糖、体重，保证合理的摄入量和尿量，保持大便通畅。关注自身有无不适症状，如胸闷、胸痛、心慌、头晕、头痛、发热、下肢或面部水肿、一侧或双侧肢体麻木等。患者应保持健康生活方式、积极治疗慢性病。此外，规范和合理的用药、适当的户外活动、定期体检或随诊、配备监测和治疗的仪器等，也是心血管疾病患者应当重点关注的内容。

规范和合理的用药

合理的药物对于慢性病及危险因素的预防非常重要。患者应定期评估用药目的、治疗效果和持续治疗的必要性，不要随意自行调整药物用量或者停药，尽量用最少的药物达到最好的治疗效果，减少药物伤害。

合理用药的基本原则是：安全、有效、经济、适当。

不合理用药表现包括选用药物不当，有病症未用药，用药不足，重复给药或不适当的合并用药，适应证选择不当，给药时间、间隔、途径不适当。

常见用药误区包括误认为贵药、新药、广告宣传的药就是好药，或片面地相信药品的宣传广告；在多科就诊，但未在不同专科门诊就诊中提供病史及用药信息，导致重复用药；不遵医嘱服药，或因期望过高，服药 1 ～ 2 天不见成效便私自停药、换药。

适当的户外运动

心血管疾病患者可根据自身状况，选择合适的体育锻炼方法，如散步、快走、打太极拳等。锻炼时应避免去人群密集处，可选择空气新鲜的区域，通过锻炼增强机体抵抗力。晨间锻炼应避免运动过程中发生低血糖，生活中避免淋雨、受凉、劳累等易致疾病发作的诱因。呼吸道感染是心血管疾病最常见的诱发因素，天气变化时及时增减衣服，避免受凉、劳累。外出时如无人陪同，应随身携带疾病卡及急救药品如硝酸甘油、速效救心丸等。

基于物联网技术的居家健康管理

心血管疾病患者可选择在线自我健康管理平台，定期更新健康信息，获得健康评估和咨询服务及紧急医疗救助等。

根据需求在家中配备血压计、血糖仪、指夹式血氧饱和度仪、制氧机、雾化治疗仪、智能药盒、可穿戴设备等监测和治疗设备。随着智慧医疗的发展进步，基于物联网技术的设备具有实时监测、双向数据传输、在线沟通、便捷有效等优势，能使患者和家属更客观、全面地了解患者的健康状况，如体重、体重指数、血压、心率、血氧饱和度、血糖、用药情况等，可减少就医成本和医疗资源的盲目占用。

住宅环境改造

地面：保持平整，无杂物，平放地毯（垫），无皱褶和边缘卷曲，使用防滑地板，地板的触感应避免影响平衡，有洒落的液体应立即擦干净。

卫生间：保持灯光明亮，浴缸或浴室内应使用防滑垫，洗刷用品易于拿取，马桶周围、浴缸或淋浴间应有扶手，马桶和浴缸的高度应适宜，必要时安装呼叫装置。

厨房：无须攀爬、弯腰或影响平衡就可以容易地取到常用的厨房用品，保持灯光明亮，地面污渍应立刻擦干净，保持通风良好，配有烟雾报警装置和家用灭火器。

客厅：沙发应容易起身，过道上未放置电线、家具和凌乱物品，家具位置合适，开窗或取物时不用把手伸得太远或弯腰，窗帘等物品的颜色与周围环境避免太相近。

衣服和鞋子：应穿防滑鞋，鞋子应有宽大的鞋跟，外出不穿拖鞋，衣服合身，没有悬垂的绳子或褶边，应坐着穿衣服和鞋子。

卧室：无过高或过低的椅子、杂乱的家居物品，有夜间照明设施，可以在下床前开灯，有紧急呼叫设施，容易上、下床，若使用拐杖或助行器，应放在下床前很容易够得着的地方。

心理健康环境营造

鼓励心血管疾病患者参与团体活动，增加人际交往，避免孤独感、失落感、被遗弃感。患者应定期评估自身心理状况，对出现的心理和情绪问题及时寻求摆脱困境及稳定情绪的对策。患者的情绪或心理危机应在极端行为发生前早发现、早预警、早干预。危机情境中的患者，应首先保障其安全，后期侧重于协助其发挥潜在能力，利用人际关系网络及社会资源恢复稳定情绪。

社会文化环境营造

鼓励、支持并保障心血管疾病患者参加适合其身心特点，有益于延缓生理、心理和社会功能退化的活动，如种花养鱼、种植蔬菜水果、交谊舞、太极拳、手指操、轮椅操等。针对不同健康状况的患者，推荐并鼓励参与适合其身体特点的活动和社会交往，如卧床患者观看电视、收听广播、阅读书籍，失能、失智患者参加益于感知觉恢复的活动。在做好护理保障的同时，应有安全防范措施，观察患者身体状况变化，以维持良好的健康状态。

（吴惠人，隗东方）

参考文献

1. 中国心血管疾病患者居家康复专家共识编写组．中国心血管疾病患者居家康复专家共识．中国循环杂志，2022，37（2）：108-121.
2. BAYOUMY K，GABER M，ELSHAFEEY A，et al. Smart wearable

devices in cardiovascular care：where we are and how to move forward. Nat Rev Cardiol，2021，18（8）：581-599.

3. KNUUTI J，WIJNS W，SARASTE A，et al. 2019 ESC Guidelines for the diagnosis and management of chronic coronary syndromes. Eur Heart J，2020，41（3）：407-477.

4. 杨莘，程云 . 中华护理学会专科护士培训教材・老年专科护理 . 北京：人民卫生出版社，2019.

第十章

心血管疾病患者常用检查方法

居家照护是指为住在家中的患者提供医护或辅助性护理，包括长期照顾有慢性病或残障的患者或间断照顾有急性病的患者，也包括为健康老年人或其家庭成员提供护理。照护对象可在社区建立健康档案、与家庭医生签约或入住医养结合服务机构，享受生活照料、慢病防控、急危重症救治、康复护理、临终关怀和精神慰藉等连续性服务。

由养老到享老，是提高心血管疾病患者生活质量的核心。自我健康管理是保持良好身心状态的必要条件，居住环境的适老化改造是预防跌倒发生的基础保障，心理健康及社会文化健康环境的营造是健康生活的重要支撑。

第一节　心电图检查

心脏在跳动时伴有电活动，可通过心电图自体表描记。心电图是诊断心脏疾病最基本、最简单和常用的方法。正常心电图由一组波形构成，由前到后依次称为P波、QRS波、T波、U波（图10-1-1）。

常规的心电图有12个导联，通过放置在四肢的电极板和胸前的6个电极获得电信号，分别称为Ⅰ、Ⅱ、Ⅲ、aVL、aVR、aVF、V_1 ～ V_6导联。进行心电图检查时需安静平卧、呼吸平稳，暴露需要放置导联的身体部位。皮肤干燥会干扰心电图图形，需要在电极和皮肤接触的部位涂抹可以导电的液体以改善心电图质量。

心电图可提供心脏的多种信息，有助于诊断心房与心室扩大及肥厚、心肌梗死、心肌缺血、肺栓塞、心肌病、心律失常等多种心脏疾病。有时需要连续多次复查心电图观察动态变化以明确判断。如急性心肌梗死起病时心电图可以没有明显变化，有时需要多次复查心电图才能够确诊。

心电图是重要的检查资料，应该妥善保存，以便日后参考对比。可将心电图拍照、扫描或复印，以便于长期保存。

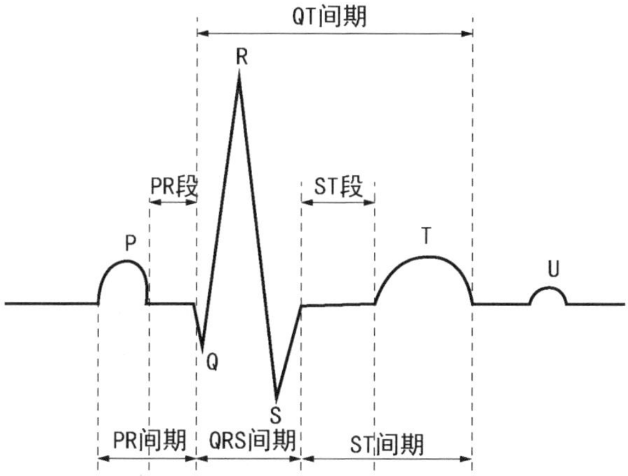

图 10-1-1　正常心电图的波形

（黄波）

第二节　运动心电图试验

心电图可以显示心肌缺血性改变，尽管许多冠心病患者已存在冠状动脉严重病变，静息心电图可以完全正常，可通过增加心脏负荷，评估患者是否存在心肌缺血。运动心电图试验简单、安全，临床广泛用于筛查冠心病，评估心肌缺血范围和严重程度，决定是否需要植入支架及评价冠心病患者治疗效果。

急性心肌梗死、不稳定型心绞痛、急性心肌炎、急性心包炎、严重主动脉瓣狭窄或肥厚型梗阻性心肌病等患者不适合进行运动心电图检查。

运动心电图可通过平板或踏车运动。平板运动心电图检查类似在跑步机上跑步，检查过程中跑步机的坡度和速度会逐渐增加（图 10-2-1）；踏车运动心电图检查更适合年龄偏大的老年患者，检查时受试者取坐位或半卧位，类似骑自行车，检查过程中踏车的阻力逐渐增加（图 10-2-2）。

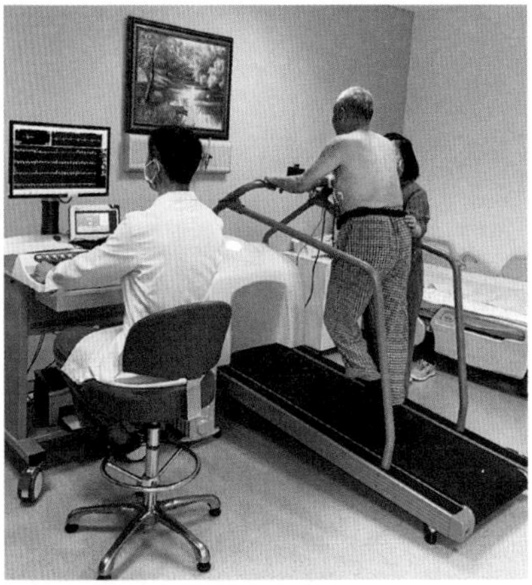

图 10-2-1　平板运动心电图试验

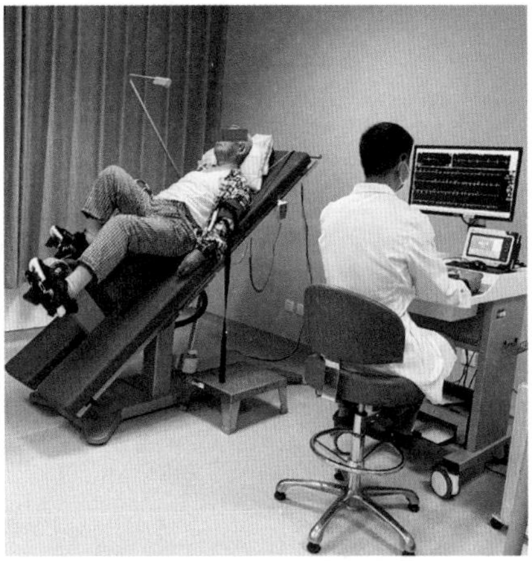

图 10-2-2　踏车运动心电图试验

如果运动中出现了典型心绞痛症状、缺血性心电图改变或心率及血压反应不正常，提示运动心电图阳性。检查结果需要医师综合判断并决定进一步的检查方案和治疗措施。运动心电图作为筛查手段，定期复查，观察动态变化，往往具有重要临床意义。

（黄波）

第三节 心肺运动功能试验

什么是心肺运动功能试验?

心肺运动功能试验是一种运动负荷试验，在负荷递增的运动中测定人体心肺功能指标，了解心肺和循环系统的贮备能力，根据机体在静息、运动及恢复阶段的耗氧量、二氧化碳排出量和通气量，以及血压、心率、心电图、血氧饱和度等指标的变化，综合评价人体心肺系统、肌肉骨骼系统、神经系统及代谢系统的整体反应。不同于只单纯观察心电图 ST-T 改变或心律变化的心电图负荷试验和静态肺功能，心肺运动试验是把心功能和肺功能融为一体，是心肺疾病诊断及康复风险评估的重要手段，也是心肺储备功能检测的“金标准”。

心肺运动功能试验是目前综合判断心肺功能最简单且安全有效的检查，检查过程与心电图负荷试验相似，区别在于需要带着呼吸面罩进行运动（图 10-3-1）。试验包括平板运动及踏车运动两种，老年人常用症状限制性递增功率踏车运动方案，一般需要在非饱餐状态下进行试验。

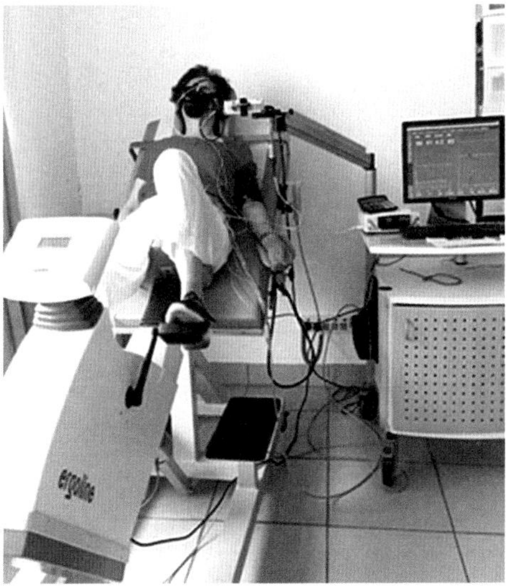

10-3-1　心肺运动功能试验

心肺运动功能试验的应用

心肺运动功能试验在心血管 / 呼吸系统疾病、手术风险评估、康复治疗中具有重要的临床价值。在心脏病患者中主要用于评估其运动耐力及心脏病严重程度，鉴别运动耐力下降、呼吸困难的原因，协助制定个体化的运动处方等。心脏病患者的康复运动多强调有氧运动，可以根据心肺运动测试无氧阈心率设定运动的目标心率，指导患者在运动中根据心率变化掌握运动强度。

在进行运动功能试验前应评估是否存在禁忌证，急性心血管事件（急性心肌梗死、不稳定型心绞痛、严重心律失常、急性心肌炎 / 心包炎、急性深静脉血栓 / 肺栓塞）、严重基础病（严重主动脉狭窄或肥厚型梗阻性心肌病）的患者运动风险高，甚至会诱发猝死，不推荐进行心肺运动功能试验。

（倪莲芳）

第四节 动态心电图检查

心电图检查只能记录短时间的心电信息，对于阵发性心脏疾病，如期前收缩、阵发性心动过速、间歇性心动过缓等，在非发作期的患者心电图可能完全正常。

动态心电图可以弥补普通心电图的不足，通过连续记录心电图，采集受检者日常（包括工作、活动、休息、睡眠、情绪变化等）的心电信息。动态心电图一般连续记录 24 小时，可根据需要记录更长时间。动态心电图现已成为监测、诊断心血管疾病的重要检查手段。

动态心电图主要应用于：记录一天的心率，发现最快、最慢心率和平均心率，有助于指导调整治疗药物、是否需要起搏器等；发现心律失常及发作规律，有助于寻找不明原因晕倒患者的病因；对于已经植入起搏器的患者，动态心电图可以判断起搏器工作是否正常。

动态心电图检查时，先将数个电极片粘贴于受检者身体表面，通过导线将电极与动态心电图记录仪连接（图 10-4-1），受检者随身佩戴记录仪（图 10-4-2）。进行动态心电图检查期间受检者可以按照日常生活习惯继续运动、工作等，但需注意剧烈活动、过多出汗可能会导致导联脱落、记录的心电图干扰大，影响最终结果的判断。在检查期间，最好随身携带纸和笔，随时记录出现症状的时间、状态等信息。医生会根据出现症状的时间，查询当时的心电图，以发现引起症状的原因。

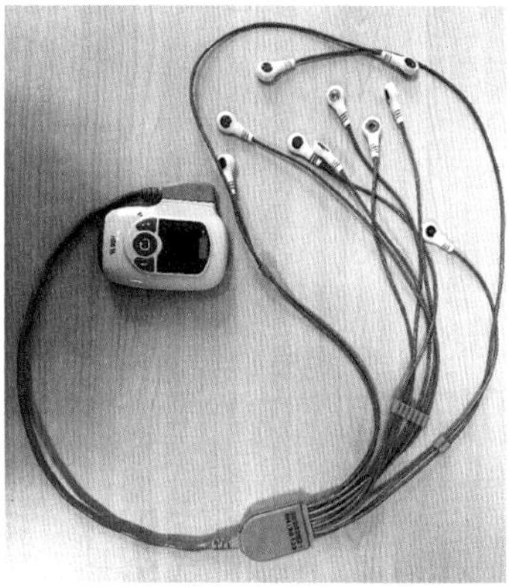

图 10-4-1　动态心电图记录仪

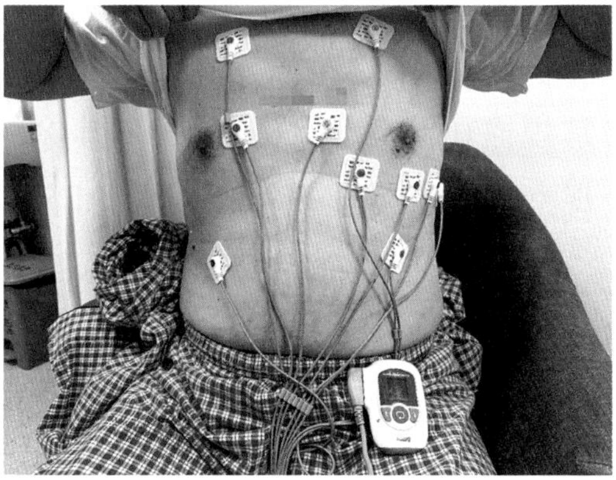

图 10-4-2　动态心电图检查

（黄波）

第五节 动态血压监测

部分患者需要行24小时血压监测，记录受检者日常血压变化（包括工作、活动、休息、睡眠、情绪变化等），通常白天每隔30分钟、夜间每隔60分钟自动测量一次血压，这是高血压诊治的重要无创伤性检查手段。动态血压自动测量仪随身佩戴，不影响正常的生活与工作。动态血压监测时，先将测量血压的袖带固定于受检者上肢（图10-5-1），一般测量24小时后，将数据输入计算机，可获得24小时血压和心率数据。与偶测血压相比，24小时动态血压监测能更真实地反映血压水平，能客观反映24小时血压变化。

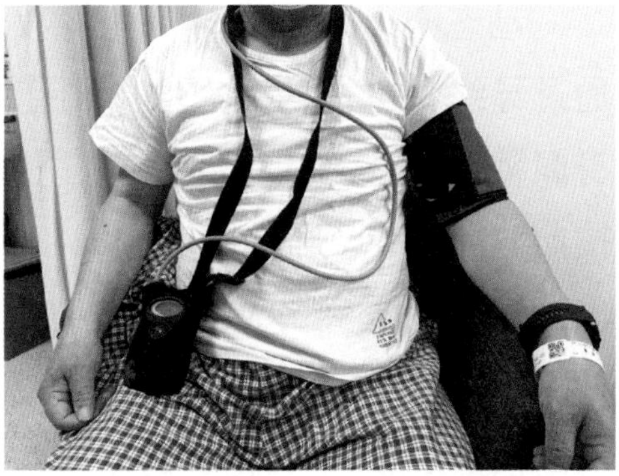

图 10–5–1 动态血压监测

动态血压监测主要用于：①患者的症状、心脑肾等器官损害与常规血压测量值不符合；②排除白大衣或隐匿性高血压；③用于观察血压的变化规律；④评价降压药物治疗效果。

动态血压监测的正常血压范围：24小时平均血压值低于130/80 mmHg，白天均值低于135/85 mmHg，夜间均值低于120/70 mmHg。除了血压的数值，血压的变化节律也很重要，正常情况下夜间血压均值应比白天低10%，呈“勺型”（图10-5-2）；如果降低不足10%，可认为血压昼夜节律减弱或消失。部分患者表现为“反勺型”，即白天血压正常，夜间血压升高（图10-5-3）。血压节律异常的患者更容易出现与高血压相关的靶器官损害。

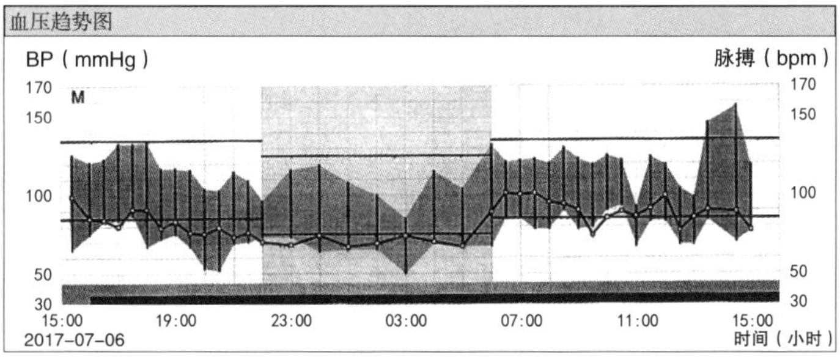

ABPM 总结（2017-07-06 16:00- 2017-07-07 16:00）				
周期	总的	早晨	白天	夜间
时间范围	总的	06:00-06:00	06:00-22:00	22:00-06:00
SBP/DBP 上限	~130/80~	–/–	135/85	120/70
SBP/DBP 加权平均	116/72	–/–	122/76	106/65
脉搏 加权平均	81	–	87	70
读数	38	–	30	8
成功率 %	97	–	97	100
收缩压 / 舒张压 白天 / 夜间 指数 %	13/14			
早晨血压突变	23			

图 10–5–2 动态血压昼夜节律正常

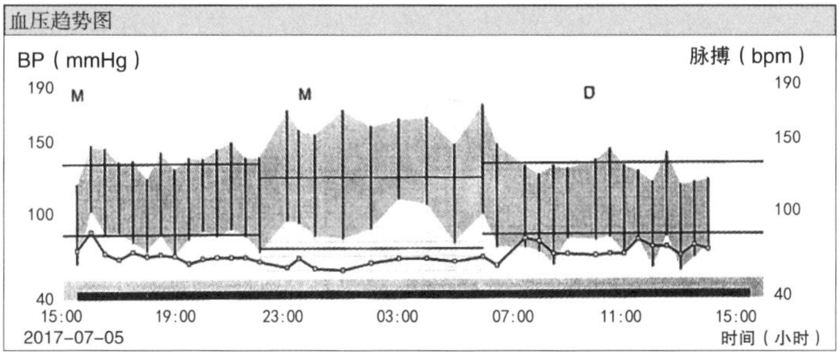

ABPM 总结（2017-07-05 15:30- 2017-07-06 15:30）				
周期	总的	早晨	白天	夜间
时间范围	总的	06:00-06:00	06:00-22:00	22:00-06:00
SBP/DBP 上限	~130/80~	–/–	135/85	120/70
SBP/DBP 加权平均	145/83	–/–	136/79	162/92
脉搏加权平均	70	–	72	65
读数	37	–	28	9
成功率 %	95	–	93	100
收缩压 / 舒张压 白天 / 夜间 指数 %	–19/–16			
早晨血压突变	–4			

图 10–5–3 动态血压昼夜节律异常，呈反勺型

（黄波）

第六节 踝肱指数

踝肱指数（ankle branchial index，ABI）是诊断周围动脉疾病的简单、无创检查，用于筛查外周动脉疾病。

ABI 是踝部动脉（胫后动脉或足背动脉）收缩压与肱动脉收缩压的比值。检查方法是气带加压一过性阻断同侧肱动脉和踝动脉血流后缓慢放气恢复血流的同时，采用特殊超声探头或电子传感器同步监测动脉血流的压力，自动计算 ABI（图 10-6-1）。正常人下肢动脉收缩压高于上肢，下肢动脉狭窄引起缺血时，收缩压低于上肢，远端灌注压的降低程度与病变的严重程度成正比。通常认为，ABI 为 0.9 ～ 1.3 可排除有临床意义的外周动脉疾病；ABI ≤ 0.9 结合跛行症状或其他缺血体征可以诊断外周动脉疾病；ABI 介于 0.4 ～ 0.9 提示有轻中度下肢动脉狭窄；ABI ＜ 0.4 通常提示存在严重的下肢动脉狭窄甚至闭塞性病变；ABI ＞ 1.40 代表严重的动脉硬化，在老年患者或糖尿病患者中较为常见。

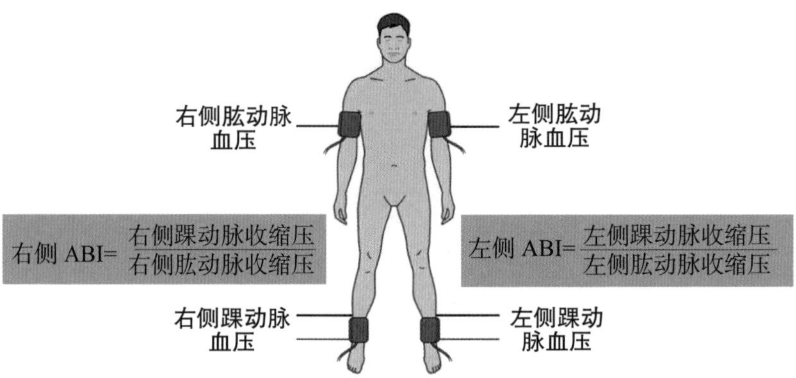

图 10-6-1 踝肱指数测量方法

（耿慧）

参考文献

1. HIRSCH A T，HASKAL Z J，HERTZER N R，et al. ACC/AHA 2005 Practice Guidelines for the management of patients with peripheral arterial disease（lower extremity，renal，mesenteric，and abdominal aortic）：a collaborative report from the American Association for Vascular Surgery/ Society for Vascular Surgery，Society for Cardiovascular Angiography and Interventions，Society for Vascular Medicine and Biology，Society of Interventional Radiology，and the ACC/AHA Task Force on Practice Guidelines（Writing Committee to Develop Guidelines for the Management of Patients With Peripheral Arterial Disease）：endorsed by the American Association of Cardiovascular and Pulmonary Rehabilitation；National Heart，Lung，and Blood Institute；Society for Vascular Nursing；TransAtlantic Inter-Society Consensus；and Vascular Disease Foundation. Circulation 2006，113（11）：e463-e654.
2. MOHLER E R 3rd. Peripheral arterial disease：identification and implications. Arch Intern Med 2003，163（19）：2306-2314.

第七节 中心动脉压

中心动脉压（central arterial pressure，CAP）是指位于主动脉根部的血管壁所承受血流的侧向压力，可以反映心排血量和外周血管阻力之间的平衡状态。CAP 主要组分为收缩压、舒张压和脉压。左心室产生的压力沿动脉系统传导产生脉搏波，脉搏波在外周阻力血管产生反射，形成反射波（图 10-7-1）。反射波反向传导，叠加在近端动脉前向的脉搏波上。这种反射波在收缩晚期重叠的高度，即反射波增强压，反射波增强压与中心动脉压之间的比值，即为反射波增强指数（augmentation index，AI）。外周血压包含有左室射血时产生的脉搏波和外周动脉反射形成的反射波（图 10-7-2）。生理状态时，肱动脉的收缩压和脉压大于中心动脉压（高出 10 ～ 15 mmHg）。与外周动脉压相比，中心动脉压更能反映人体心脑血管的负荷状况，对心血管病的预测也更为准确。而 AI 能反映压力波的改变状况，定量反映整个动脉系统的弹性状态，是衡量动脉硬化的指标之一。

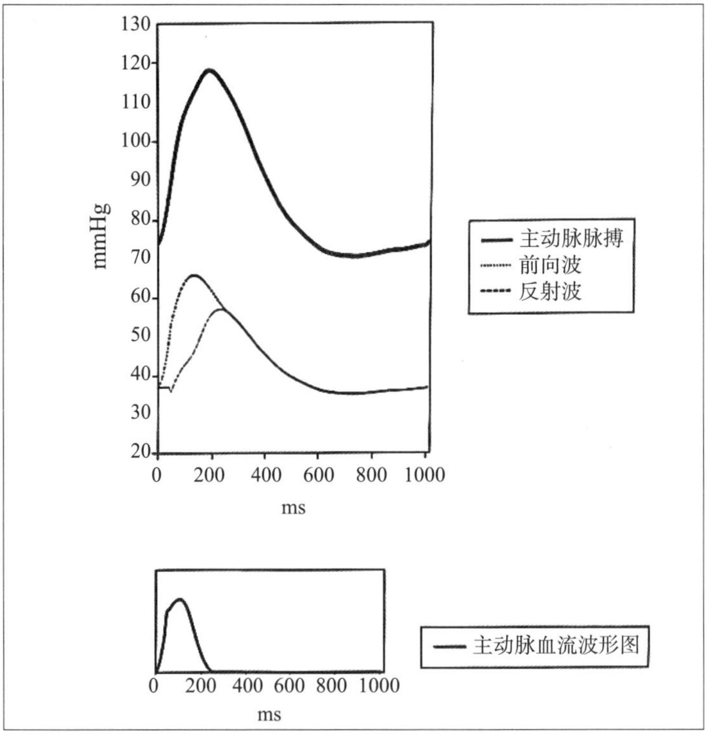

波反射参数：前向波高度 29 mmHg；反射波高度 20 mmHg；反射指数 69%。

图 10-7-1　主动脉脉搏和血流波形图及波反射参数

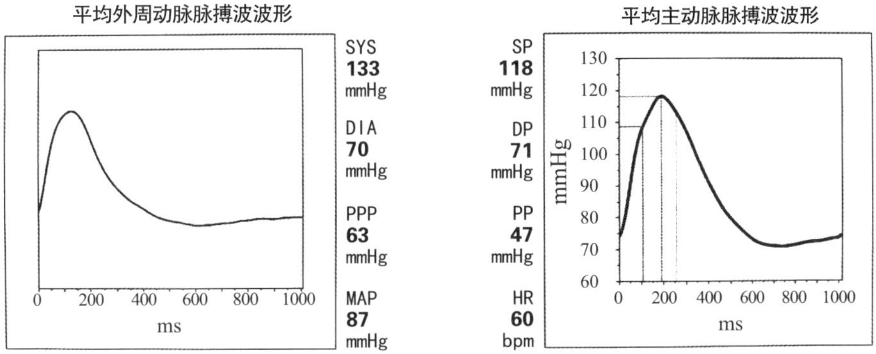

图 10-7-2 外周动脉及主动脉脉搏波波形

测量中心动脉压最准确的方法是导管直接在主动脉根部测量的压力，由于是有创检查，对设备及测量的要求都较高，临床上难以普及。无创中心动脉压通过传递函数法、压力等效法、移动平均法等方法，从外周动脉（桡动脉、肱动脉、颈动脉）估算中心动脉压，其中以桡动脉传递函数法最为常用且可靠，且与有创中心动脉压测量结果具有高度一致性。近年研究显示，相对于外周血压，中心动脉压可更好地评估降压疗效并预测心血管终点事件，有望成为新的高血压分层及临床预测疾病的指标。

（耿慧）

参考文献

1. 匡泽民，唐欣颖，奉淑君等．无创中心动脉压与靶器官损害研究进展．中华高血压杂志，2019，27（9）：886-889.
2. 肖辉，万劼，柳鹏飞．中心动脉压无创检测方法与应用研究进展．中华高血压杂志，2022，30：189-192.
3. 赵松，于世凯，张毅，等．中心动脉反射波增强指数的临床意义及研究进展．临床与病理杂志，2019，39（2）：436-440.

第八节 超声心动图检查

超声心动图利用超声波的原理，通过计算机技术处理后成像，提供心脏和大血管的结构形态、心脏内血流和压力及心脏功能等重要信息，能够实时、动态地显示心脏影像，无创伤，可以反复检查，简便快捷，是必不可少的心脏病诊断技术。

超声心动图有助于诊断心血管疾病，如心脏瓣膜病、心包积液、急性心肌梗死后并发症，用于病情监测、疗效观察、预后评估。经胸超声心动图是最常用的检查方法，将探头置于胸前不同部位、不同角度，显示不同心脏切面，每个切面中依次启动二维、脉冲 / 连续多普勒频谱和彩色多普勒血流成像模式，可评价并测量心脏各房室的形态、大小及运动，以及心脏瓣膜、室壁、主动脉、肺动脉的结构、运动及功能状态。

M 型超声心动图

M 型超声心动图采用一维声束探测心脏和大血管的各层结构，将心脏和大血管随时间运动的变化情况用曲线形式显示出来，反映一维空间结构（图 10-8-1）。不单独使用，作为重要的辅助手段。

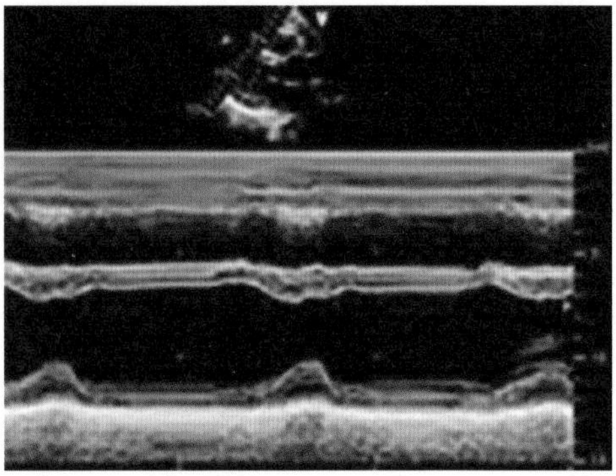

10-8-1　M 型超声心动图（心室波群）

二维超声心动图

二维超声心动图是基本的检查方法，可以直观显示心脏各结构的形态、空间位置和连续关系，测量心脏各房室腔内径、容积、室壁厚度等参数，观察心脏的实时运动情况（图 10-8-2）。

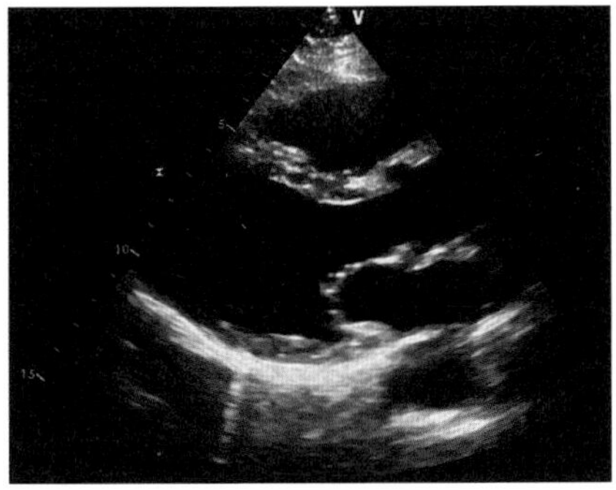

10–8–2　二维超声心动图
（胸骨旁左室长轴切面）

多普勒超声心动图

包括频谱多普勒超声心动图（脉冲多普勒频谱和连续多普勒频谱）（图 10-8-3）、彩色多普勒血流显像（图 10-8-4）和组织多普勒，在二维超声心动图的基础上评估血流情况，用于判断血流方向、测量血流速度，判断有无心内分流、反流或狭窄，计算心内压力、压力阶差、瓣口面积、反流量等参数。组织多普勒可反映心肌组织运动信号。

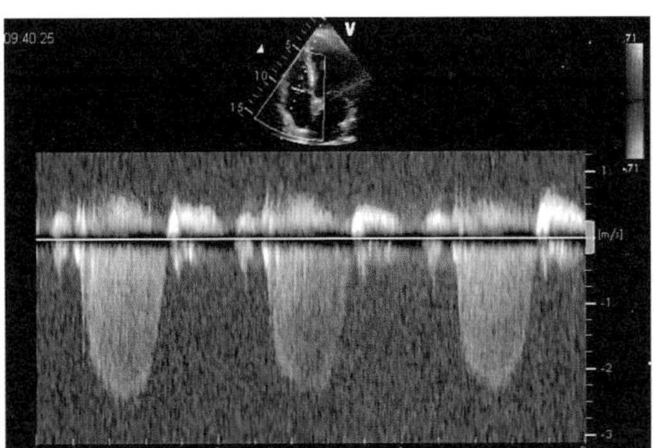

图 10–8–3　频谱多普勒（三尖瓣反流）

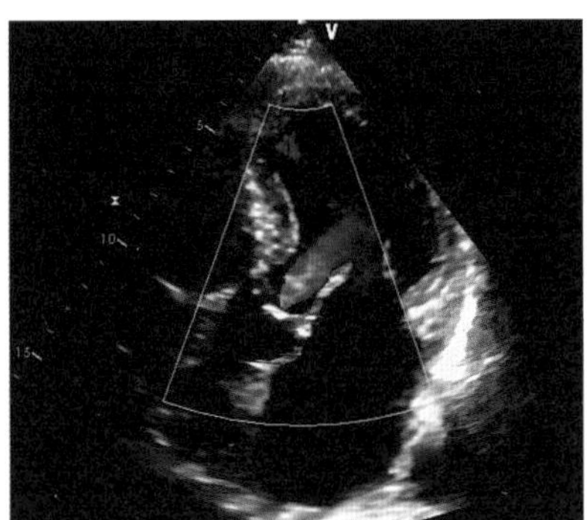

图 10–8–4　彩色多普勒
（主动脉瓣反流）

经食管超声心动图

食管位于心脏后方，紧邻心脏和大血管，将超声探头置入食管内，从心脏的后方探查心脏结构，可避免胸壁、肺部气体等因素对图像的干扰，显示出更清晰的心脏结构图像，弥补经胸超声心动图的不足，高对心房血栓等诊特异性。主要用于心腔血栓或占位性病变、先天性心脏病、心脏瓣膜病变、感染性心内膜炎赘生物、主动脉夹层等疾病诊断，也可用于心脏介入手术、心脏外科手术的术中监护。禁忌证为食管狭窄、憩室、静脉曲张等疾病，严重心律失常、严重心力衰竭、急性心肌梗死、严重高血压等。检查前须进行适应证和禁忌证的评估，须患者或家属签署知情同意书，检查时患者采取左侧卧位，咽部黏膜麻醉后，经咬口垫将食管探头插入食管至胃底。在胃底至食管上段的不同深度进行探查，获得心脏和主动脉的多个切面图像。检查中配备抢救设备和药品。检查后禁食水 2 小时。

负荷超声心动图

将超声心动检查与运动或药物负荷相结合评估缺血性心脏病、心功能不全、心脏瓣膜病等。观察对比运动或药物负荷前后室壁运动情况、心功能或瓣膜功能的变化，判断心肌缺血的部位和严重程度，评价瓣膜疾病的严重程度，评估运动风险和预后。

三维超声心动图

在二维切面图像和静态三维超声成像基础上，先用二维超声对心脏进行实时扫描，在每一方位获取完整心动周期的全部信息，由计算机处理建立动态三维超声心动图，直观、立体显示心腔形态、心脏瓣膜病变、先天性心脏病、心脏肿瘤及血栓等（图 10-8-5）。

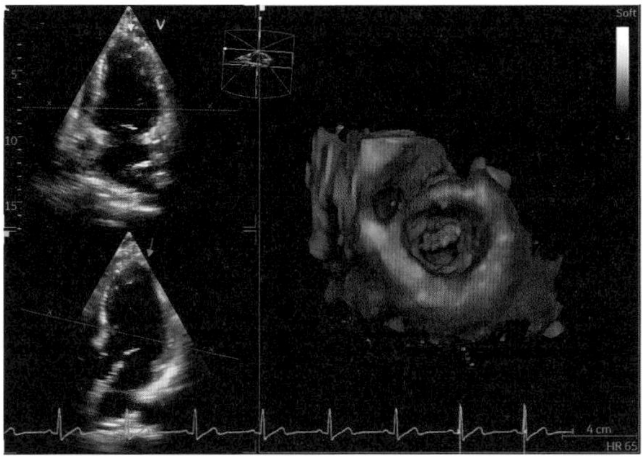

图 10-8-5　三维超声心动图（二尖瓣）

造影超声心动图

经血管注射含有或可产生微小气泡的超声造影剂，使心腔显影，又称为声学造影。根据造影部位不同分为右心声学造影、左心声学造影和心肌声学造影。右心声学造影主要观察有无心内左右分流，诊断心脏分流性疾病、某些先天性心脏病。左心声学造影能够清晰显示左心腔心内膜，更为准确地评价左室壁结构和运动情况。心肌声学造影评价心肌血流灌注情况。

斑点追踪超声心动图

斑点追踪超声心动图通过追踪心肌反射回声斑点，做出心肌移动的曲线，计算出左室每一节段在不同方向上的应变，定量分析节段和整体室壁运动，能够早期评估心肌功能异常和心肌缺血。

心腔内超声心动图

在导管的顶端安置超声探头，经由外周血管送至心腔内，对心脏内部结构进行实时、清晰显像并进行血流动力学测定。主要用于指导各种心脏介入手术、监测术中并发症。

（冯雪茹）

第九节 颈动脉超声检查

颈动脉超声检查是评估颈动脉血管的无创检查，能清晰显示血管内中膜是否增厚、有无斑块形成、确定斑块的部位及形态、是否有血管狭窄及闭塞，还能分析颈动脉的血流动力学特点。通过早期发现颈动脉粥样硬化病变，使患者得到及时的预防和治疗。

哪些患者需要行颈动脉超声检查?

冠心病、高血压、血糖异常、血脂异常、颈动脉搏动减弱或消失、颈部听诊发现血管杂音、头晕、短暂性脑缺血发作、卒中和外周动脉粥样硬化等患者。

颈动脉超声检查前需要哪些准备?

尽量穿能充分暴露颈部的低领衣物，去除影响颈部检查的饰物，在安静状态呼吸、心率平稳时进行检查。

什么是颈动脉超声检查?

颈动脉超声检查一般包括颈总动脉、颈内动脉、颈外动脉的检查，检查时患者取平卧位，颈背后垫枕，头后仰，暴露颈部（图 10-9-1）。患者不能平卧时可以采取坐位、半坐位。正常颈动脉内中膜无增厚、无斑块形成，颈动脉无狭窄或闭塞（图 10-9-2）。异常颈动脉超声显示颈动脉斑块（图 10-9-3）。

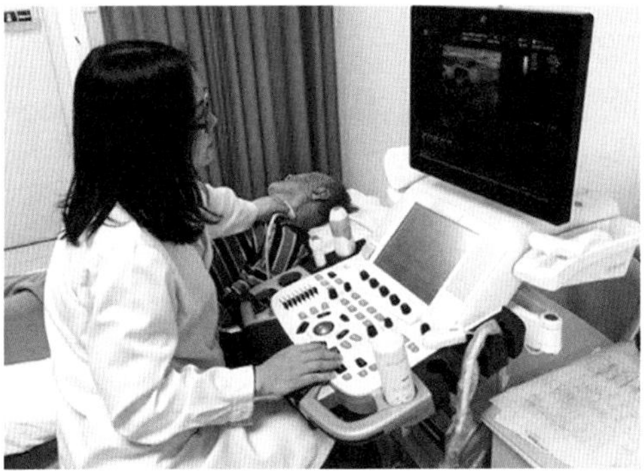

图 10–9–1　颈动脉超声检查

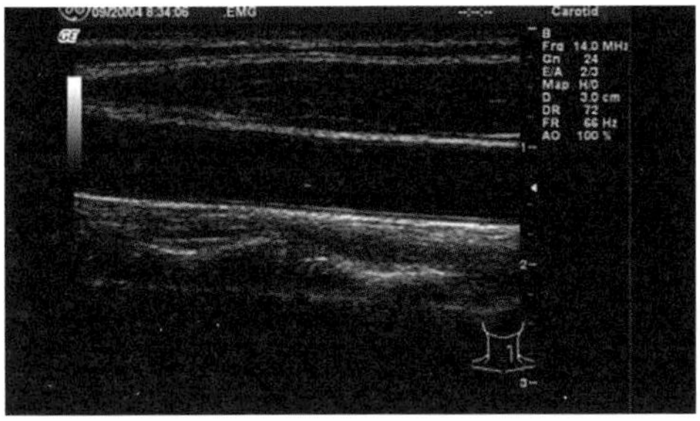

图 10–9–2　正常颈动脉超声

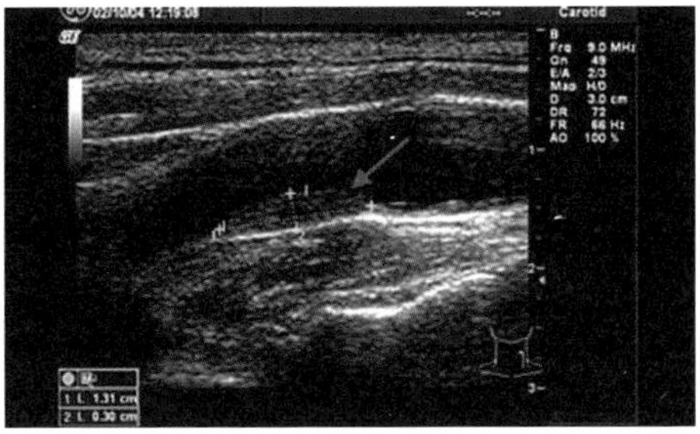

图 10–9–3　异常颈动脉超声显示颈动脉斑块（↑）

颈部其他动脉超声检查

颈部动脉超声检查除颈动脉外还可进行锁骨下动脉、椎动脉超声检查。因锁骨限制探头置放，从锁骨上方检查锁骨下动脉较困难，可从锁骨下方探查锁骨下动脉，声束穿过胸肌观察血管长轴和短轴。对于多数患者，超声可以显示颅外椎动脉起始段及中段的一部分血管图像，并可用脉冲波多普勒测量血流速度，判断血管狭窄程度等。

（郑琴）

第十节 外周血管超声检查

外周血管超声用于检查血管结构、血流，其简便、无创、可重复性好，为常规体检项目。

外周血管超声检查包括哪些部位?

外周血管超声检查可以根据患者病情需要，对上肢血管、下肢血管、腹部脏器血管等不同部位进行检查。

外周血管超声检查前需要哪些准备?

尽量穿能充分暴露检查部位的宽松衣物，去除影响检查的饰物。为避免肠 腔积气对腹部血管超声检查的干扰，在做腹部血管超声检查前需要禁食、禁水 8 小时以上。

检查过程如何?

医师会根据患者检查的部位采取相应体位，检查时患者一般无不适感。频谱多普勒超声检查用于评估血流性质、方向和流速等，血管内血液流动时产生的多普勒频移信号会发出“呜呜”的声音。每个部位的检查过程大约需要 10 分钟。

外周血管超声检查的作用?

外周血管超声检查能清晰显示血管的解剖结构、管腔内径及血流情况等。对静脉血管，超声检查可以观察静脉回流的情况、静脉瓣的功能、有无静脉血栓等。对动脉血管，超声检查可以观察血管病变的部位、范围、严重程度和斑块特征（图 10-10-1）。

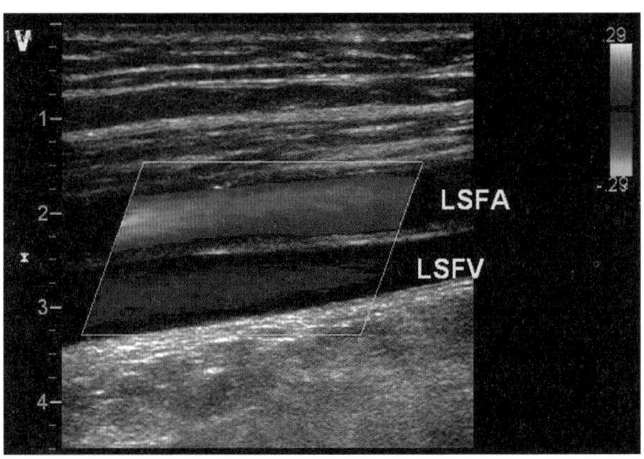

LSFA. 左股浅动脉；LSFV. 左股浅静脉。

图 10-10-1　下肢血管超声检查

（郑琴）

第十一节 冠状动脉腔内影像及功能检查

近年来，随着冠状动脉腔内影像学及功能学评价技术的发展，冠状动脉造影结合腔内影像学及功能学评估，能更精准指导制定介入治疗策略，提高手术安全性。冠状动脉腔内影像更能准确地评估冠状动脉病变的形态及性质，评估支架植入情况。冠状动脉功能评估更准确评价冠状动脉是否缺血，评估冠状动脉介入治疗的必要性。

冠状动脉腔内影像检查

光学相干断层扫描成像

光学相干断层扫描成像技术（optical coherence tomography，OCT）利用近红外光及超灵敏探测技术融合计算机图像处理技术获得生物组织内部微观结构的高分辨图像，是目前分辨率最高、清晰度最好的冠脉内影像检查技术，用于评估冠状动脉管壁、斑块性质、病变形态、血栓、钙化、纤维帽厚度及撕裂类型，可以显示支架贴壁不良及支架覆盖面积等。有利于优化介入治疗方案（图 10-11-1）。OCT 需要注射造影剂排空血液保证影像的质量，组织穿透能力较低（仅 1 ～ 3 μm），成像范围较小，容易受到血液的干扰，对评估冠脉开口病变有局限性。

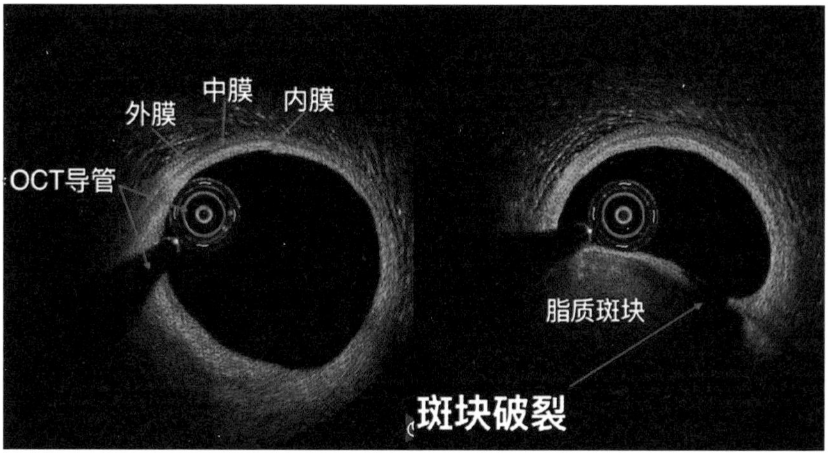

图 10-11-1　OCT 冠状动脉内影像

血管内超声

血管内超声（intravascular ultrasound imaging，IVUS）利用带有微型超声探头的导管在冠脉内获得血管内超声图像（图 10-11-2），可以评估冠脉管壁、斑块性质、病变形态，有利于优化介入治疗方案。与 OCT 比较，IVUS 不需要注射造影剂，但影像的清晰度不如 OCT。

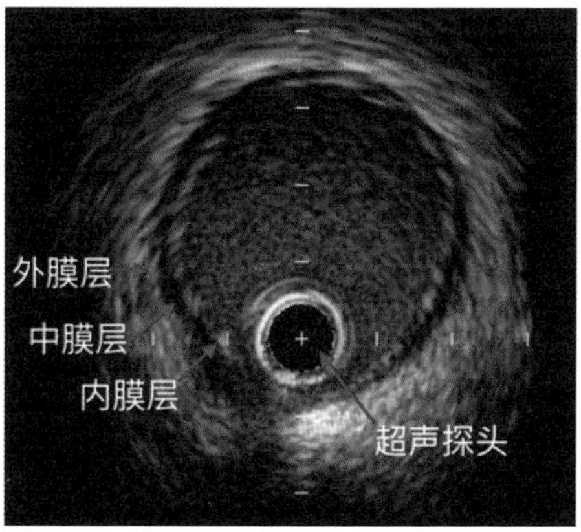

图 10-11-2　IVUS 冠状动脉内影像

冠状动脉功能学检查

冠状动脉血流储备分数

冠状动脉血流储备分数（fractional flow reserve，FFR）是冠

状动脉狭窄时与无狭窄时最大血流量的比值，是评估冠状动脉功能的指标。应用顶端带有传感器的介入导丝，将压力导丝送至冠脉病变远端，注射腺苷或 ATP，通过传感器测量冠脉内的压力，计算冠状动脉狭窄前（Pa）后（Pd）的压力比值（Pd/Pa）（图 10-11-3）。FFR 检测主要用于评价是否存在心肌缺血，禁用于病窦综合征、Ⅱ / Ⅲ度房室传导阻滞未安装起搏器、哮喘、血流动力学不稳定的患者。FFR ＜ 0.75 提示存在心肌缺血，支持冠脉介入治疗；FFR ＞ 0.80 提示心肌缺血不严重，支持药物治疗。FFR 0.75 ～ 0.80 为临界值，对于供血区域大的冠脉近端病变可考虑进行介入治疗。

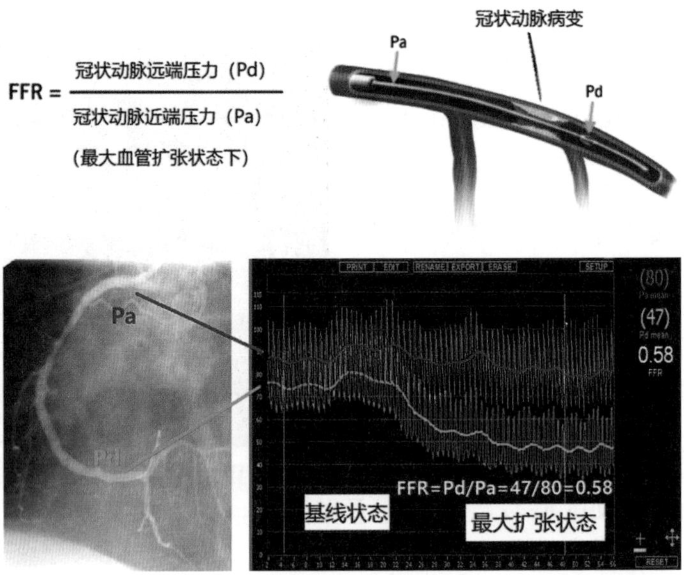

图 10-11-3　冠状动脉血流储备分数测量

定量血流分数

定量血流分数（quantitative flow ratio，QFR）是基于冠状动

脉造影图像，根据流体力学模型或机器学习计算来评估冠状动脉病变对远端心肌血供的影响，属于 FFR 的衍生技术的一种。与 FFR 类似，QFR ≤ 0.8 提示存在心肌缺血，支持冠脉介入治疗；QFR ＞ 0.80 提示心肌缺血不严重，支持药物治疗。如图 10-11-4 所示，冠状动脉造影显示前降支冠状动脉重度狭窄，通过计算得出 QFR 为 0.69，提示血管狭窄引起远端血流的明显减少。相较于 FFR，QFR 无需压力导丝和血管扩张药物，能够减少手术时间及检查费用，且目前大量研究显示其诊断心肌缺血的能力与 FFR 具有高度的一致性。

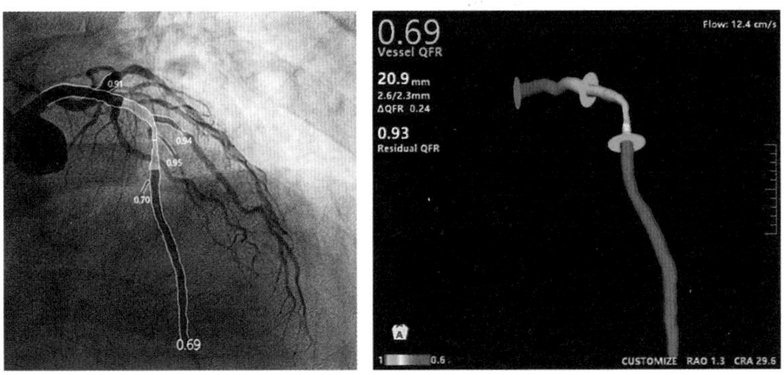

图 10-11-4 定量血流分数测定

冠状动脉计算机断层造影血流储备分数

同 QFR 类似，基于冠状动脉增强 CT 的影像可通过流体力学模型或机器学习得到冠状动脉计算机断层造影（computed tomography angiography，CTA）的血流储备分数（fractional flow reserve based on CT imaging，CT-FFR），从而进行冠状动脉病变的功能评估。如图 10-11-5 所示，前降支血管 CT-FFR 显示为 0.74，提示心肌缺血。

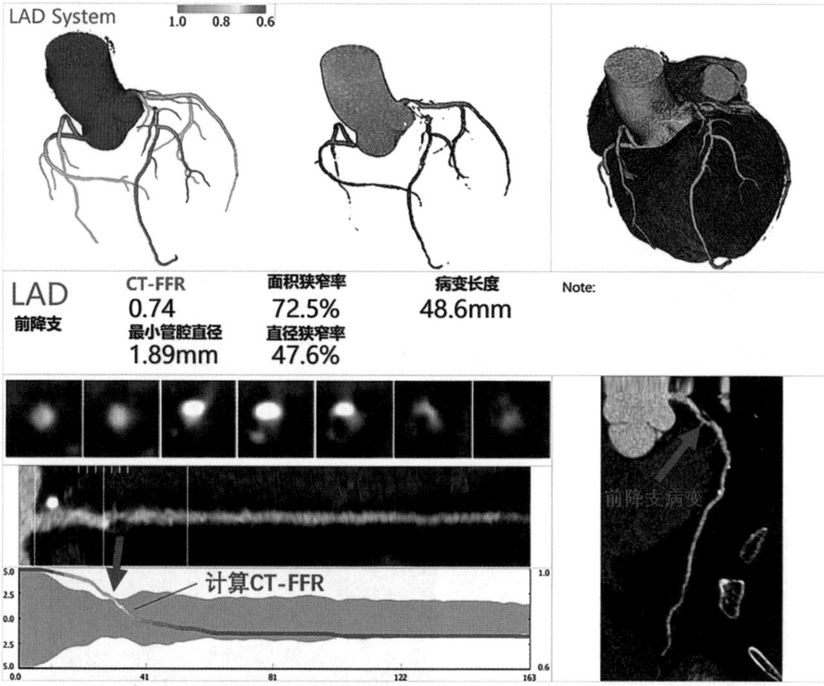

图 10–11–5　冠状动脉 CTA 和 CT–FFR

（陈夏欢，刘梅林）

参考文献

1. Fezzi S，Huang J，Lunardi M，et al. Coronary physiology in the catheterization laboratory：an A to Z practical guide. AsiaIntervention，2022，8（2）：86-109.
2. Safian R D. Computed Tomography-Derived Physiology Assessment: State-of-the-Art Review. Interv Cardiol Clin，2023，12（1）：95-117.

第十二节 直立倾斜试验

什么是直立倾斜试验?

直立倾斜试验是检查自主神经功能的方法，其原理是通过改变患者体位，造成人体循环血量在重力作用下向下肢分布，引发人体的自主神经系统反射活动。自主神经反射异常或功能障碍，可导致血压下降、心率减慢，从而诱发一过性脑供血不足，甚至晕厥。

- 晕厥是指一过性意识丧失，通常不超过 1 ~ 2 分钟，意识可完全恢复，发作时因不能维持正常体位而跌倒。
- 病因包括反射性晕厥（交感或迷走神经反射异常），直立性低血压（自主神经功能不全、血容量不足或药物等），心源性晕厥（如心律失常或器质性心肺疾病）。

直立倾斜试验对血管迷走性晕厥、直立性低血压、自主神经功能衰竭、心因性假性晕厥、不明原因反复跌倒、癫痫等疾病的评估具有重要价值、安全性良好。

什么情况下需要做直立倾斜试验?

- 与心因性假性晕厥、跌倒和癫痫进行鉴别诊断。
- 排除了心源性晕厥，反复发作不明原因的晕厥。
- 晕厥原因不明，从事可能导致创伤或高风险的职业（如驾驶）。

● 对疑似血管迷走性晕厥、直立性低血压和体位性心动过速进行诊断和鉴别。

什么情况下不能做直立倾斜试验?

● 严重的器质性心脏病（冠状动脉重度狭窄，主动脉瓣和二尖瓣重度狭窄，肥厚型梗阻性心肌病）、严重心律失常、重度高血压。

● 严重脑血管狭窄。

● 重度贫血。

● 妊娠。

● 低血压和青光眼患者不能进行硝酸甘油激发试验。

直立倾斜试验的检查过程

● 检查前按医生要求停用可能影响检查结果的药物（如血管扩张药物、利尿药、抗抑郁药等），避免咖啡、茶、酒等兴奋性饮料。

● 禁食 4 小时，老年人可饮用少量白开水，检查前排空膀胱。

● 护士提前留置静脉针。

● 在环境安静、光线柔和、温度适宜的检查室进行检查（图 10-12-1）。

● 安静平卧 5 ～ 10 分钟，测定基础血压和心率。

● 倾斜床在 10 秒内倾斜 70°，后持续进行血压、心电监测，必要时行脑血流、脑电图监测。

● 如出现晕厥或晕厥先兆，血压或心率下降，检查床在 10 秒内放平，即检查结束。如顺利，检查过程约 45 分钟。

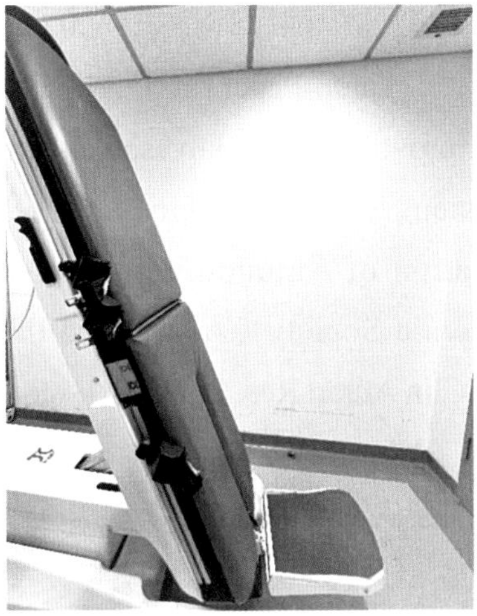

图 10-12-1 直立倾斜试验检查

直立倾斜试验的报告解读

出现以下情况时考虑报告为阳性，需结合症状确定临床分型。

- 晕厥或晕厥先兆症状（如头晕、乏力、出汗、眼前发黑）。
- 血压下降，如收缩压＜ 80 mmHg 或下降≥ 20 mmHg、舒张压＜ 50 mmHg 或下降≥ 10 mmHg、平均动脉压下降＞ 25%。
- 心率减慢＞ 20%、窦性心动过缓（＜ 40 次 / 分钟）、窦性停搏＞ 3 秒、二度或二度以上房室传导阻滞、交界性心律。
- 脑血流速度下降、脑电图慢波。

（侯越）

参考文献

1. 中国老年保健医学研究会晕厥分会，中国生物医学工程学会心律分会，中国老年学和老年医学学会心血管病专业委员会，等 . 直立倾斜试验规范应用中国专家共识 2022. 中国循环杂志，2022，37（10）：11.

2. Thijs R D，Brignole M，Falup-Pecurariu C，et al. Recommendations for tilt table testing and other provocative cardiovascular autonomic tests in conditions that may cause transient loss of consciousness：Consensus statement of the European Federation of Autonomic Societies（EFAS）endorsed by the American Autonomic Society（AAS）and the European Academy of Neurology（EAN）. Clin Auton Res. 2021，31（3）：369-384.

第十三节 消化道内镜检查

消化道内镜检查包括普通胃肠镜、无痛胃肠镜、磁控胶囊内镜检查，用于明确食管、胃、小肠、结直肠是否存在病变，必要时获取病变组织明确诊断并进行治疗。胃肠镜系统见图 10-13-1。

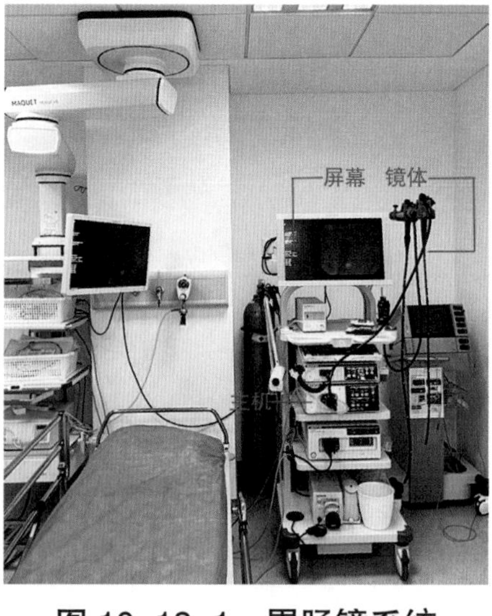

图 10-13-1 胃肠镜系统

胃肠镜前常规检查

血常规、血生化（包括肝肾功能、电解质等）、凝血功能、感染疾病筛查、心电图等。

胃镜

主要用于口咽、食管、胃和近端十二指肠疾病的诊断和治疗。

何种情况需做胃镜检查

- 不明原因的腹痛。
- 黑便或呕吐物中带血。
- 反酸、恶心和呕吐等上腹不适症状。
- 吞咽困难或异物感。
- 上消化道疾病复查。
- 胃癌高风险人群。
- 其他消化道检查异常。

胃镜检查前准备

★饮食

受检者应在术前禁食至少 6 小时，禁水至少 2 小时。术前一天晚上应食用易消化食物，不宜进食过饱。若已知或疑似胃排空延迟，可能需要延长禁食时间。

★药物

一般指导：大多数药物仍可在内镜操作前使用，尤其是心血管相关药物（如降压药、控制心率的药物、扩血管药物、降脂药物）应照常服用，通常以一小口水送服。内镜操作前需要停服某些晨起用药，如降糖药物，因为术前需禁食。

抗栓药物：需根据出血及血栓风险决定如何调整。通常，内镜中心要求停用抗血小板药物（阿司匹林、氯吡格雷、替格瑞洛等）和抗凝药物（华法林、达比加群脂胶囊、利伐沙班、艾多沙班等），以及一些活血化瘀的中药，检查前停药时间、是否换用其他药物替代，以及检查后何时恢复药物，需内镜医生及心血管医生共同决策。

胃镜检查

受检者在接受检查前通常需先口服内镜准备药物（如西甲硅油和链霉蛋白酶，以改善胃镜视野清晰度）及局部麻醉药（如盐酸奥布卡因凝胶）。受检者采取左侧卧位，胃镜前端依次送至口咽部、食管、胃、近端十二指肠（图 10-13-2）。

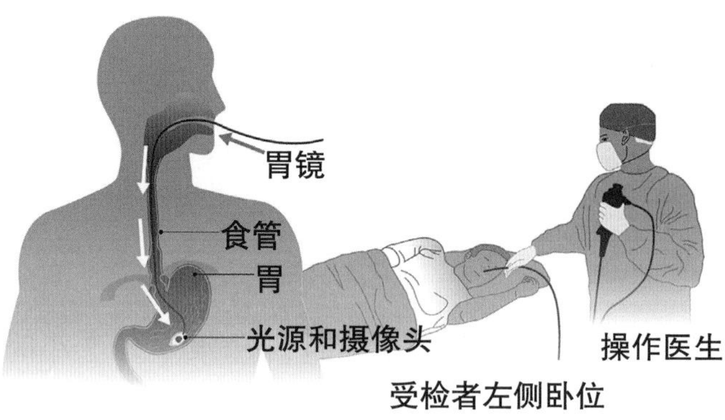

图 10-13-2　胃镜检查示意

胃镜检查后

胃镜检查结束 2 小时后，若无恶心、呕吐、腹胀等症状，可饮水、进流质食物；如有内镜下取活检或治疗等操作，恢复饮食时间需遵照内镜医生的建议，忌食生冷硬热和有刺激性的食物，避免吸烟、饮酒、喝浓茶和浓咖啡，以免诱发创面出血。胃镜检查可发现出血、溃疡、息肉、肿瘤等病变（图 10-13-3）。

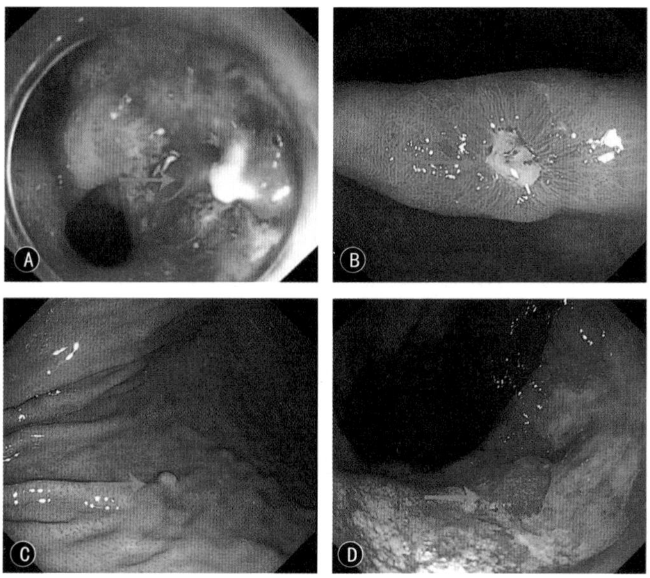

A. 溃疡伴出血；B. 胃角溃疡；C. 息肉；D. 胃癌。

图 10–13–3　胃镜检查下病变

肠镜

主要用于结肠、直肠和肛门疾病的诊断和治疗。

何种情况需行肠镜检查

- 黑便、便血。
- 腹泻。
- 排便习惯改变。
- 贫血。
- 不明原因的长期腹痛或直肠痛。

- 其他结肠检查结果异常。
- 结肠癌或结肠息肉病史。

肠镜筛查结直肠肿瘤

★普通人群筛查

≥40～74岁普通人群每5～10年进行1次结肠镜检查；≥75岁或预期寿命＜10年时停止结肠镜筛查。

★高危人群筛查（表10-13-1）

有2位一级亲属确诊结直肠癌（或1位一级亲属年龄＜60岁确诊），建议从40岁开始或比家族中最早确诊结直肠癌的年龄提前10年开始，每5年进行1次结肠镜检查。

表10-13-1　结直肠癌筛查高危因素量化问卷

符合以下任何1项或1项以上者，列为高风险人群
一、一级亲属有结直肠癌史
二、有癌症史（任何恶性肿瘤病史）
三、有肠道息肉史
四、同时具有以下2项及2项以上者
1. 慢性便秘（近2年来便秘每年在2个月以上）
2. 慢性腹泻（近2年来腹泻累计持续超过3个月，每次发作持续时间在1周以上）
3. 黏液血便
4. 不良生活事件史（近20年内发生造成较大精神创伤或痛苦的事件）
5. 慢性阑尾炎或阑尾切除史
6. 慢性胆道疾病或胆囊切除史

引自《中国结直肠癌早诊早治专家共识》。

肠镜检查前准备

★饮食

择期进行结肠镜检查的患者，需至少提前1～3天进食低渣膳食或轻流质饮食（参照内镜检查中心的饮食指南），部分饮食难以消化，可能会影响肠镜观察。术前应按内镜检查中心要求进行饮食调整，服用清肠药开始至检查结束需禁食。

★ 术前肠道准备

结肠镜检查前需要清洁肠道，以便观察肠内情况，良好的肠道准备对于肠镜检查至关重要。目前常用来行肠道准备的清肠药有复方聚乙二醇电解质散、复方匹可硫酸钠等。服用清肠药时饮水量可达 2 ～ 3 L，应尽量按内镜检查中心肠道准备要求饮用。如服用清肠药时出现明显不适或遇到困难，请及时联系医生。

★ 药物

同胃镜检查前准备。

肠镜检查

受检者常采取左侧卧位，操作医师将肠镜送入肠道，镜下观察盲肠、回盲部、升结肠、横结肠、降结肠、乙状结肠、直肠、肛门等情况（图 10-13-4）。

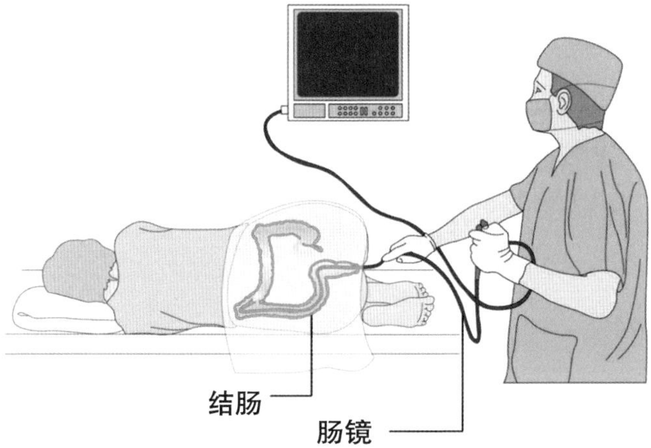

图 10-13-4　肠镜检查示意

若发现结肠息肉常钳除并送病理检查。最常见的息肉类型为腺瘤，＜5 mm 的腺瘤癌变风险低，癌变风险随腺瘤大小增大而增加，≥5 mm 的腺瘤多需行结肠镜下息肉切除术。典型的结肠息肉及结肠癌病变见图 10-13-5。

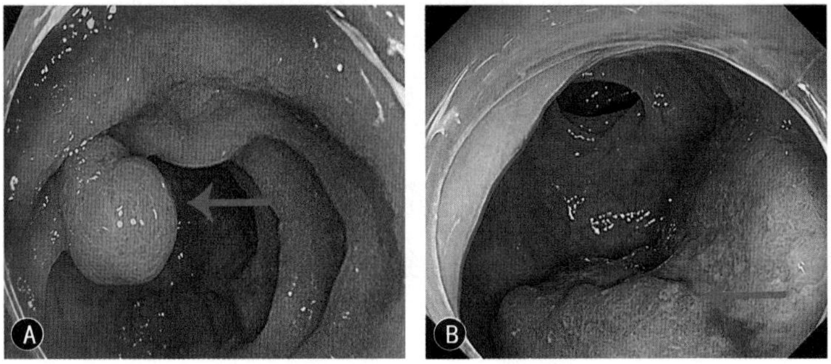

A. 结肠息肉；B. 结肠癌。

图 10–13–5　典型的结肠息肉及结肠癌病变

肠镜检查后

肠镜检查结束后，可能会出现腹胀，走动或如厕后症状可自行缓解，如长时间不能缓解或腹痛加剧，请及时就诊。检查后若无恶心、呕吐、腹胀、腹泻等症状方可饮水、进流质食物。如肠镜下取活检，需半流食 3 天，避免食用硬、多渣食物。如行内镜下息肉切除，需进流食或半流食 3 天，3 天内以居家休息为主，避免剧烈运动，如有特殊注意事项需遵医嘱。术后如出现明显腹痛、便血、黑便等症状，需及时就诊。

无痛胃肠镜

无痛胃肠镜是患者在麻醉状态下完成胃镜和肠镜的检查和治疗。行无痛胃肠镜检查前需完成相关检查，麻醉科医生评估麻醉的风险，充分向患者说明麻醉风险，签署知情同意书后，再行无痛胃肠镜检查，操作同普通胃肠镜。无痛胃肠镜后 24 小时内应避免驾车、船，从事高空作业、机械工作，操作精密仪器。

磁控胶囊内镜

磁控胶囊内镜是一种外形类似普通胶囊，其内置摄像装置、信号传输装置与永久性微型磁极的智能胶囊（图 10-13-6）。胶囊内镜口服入胃后，依靠体外磁场主动控制改变胶囊内镜的位置与方向，进行连续不间断的拍摄，利用无线技术将拍摄到的图像实时传输到工作站内，可全面观察胃部黏膜。胶囊内镜对胃部疾病诊断的灵敏度、特异度，以及总体准确度高，且人群耐受性更好。胶囊内镜通过幽门后可在小肠内运动、拍摄图像，实现对小肠的可视性检查。具有无痛、无创、无须麻醉、无交叉感染风险等优点，而且小肠检查完成率高。在排除检查禁忌证后，可安全用于不能、不愿接受胃镜检查或服用抗栓药物治疗的患者（图 10-13-7）。

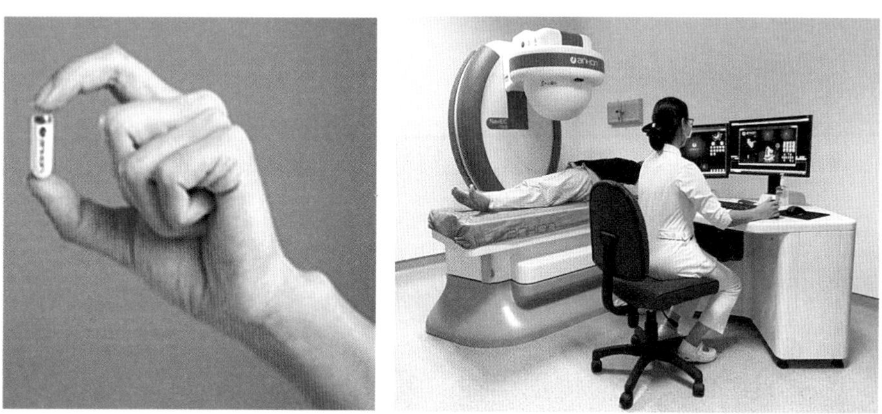

图 10-13-6　胶囊内镜检查示意

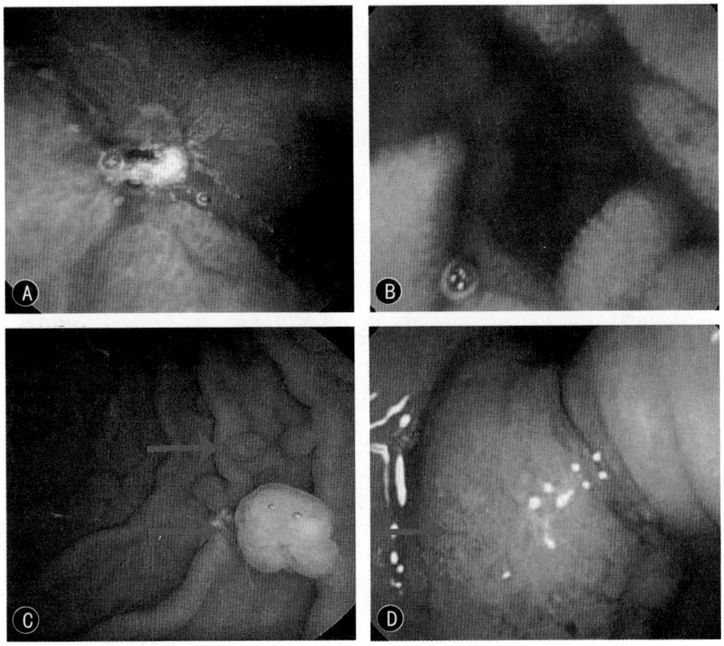

A. 胃溃疡；B. 小肠出血；C. 胃息肉；D. 胃肿瘤。

图 10-13-7　胶囊内镜典型病变

检查适应证与禁忌证

适应证

● 不愿接受或不能耐受传统胃镜（含无痛胃镜）或存在胃镜检查高风险的人群。

● 健康管理（体检）人群胃部检查。

● 胃癌的初步筛查。

● 不明原因的上消化道出血。

● 胃溃疡、胃息肉、胃底静脉曲张、糜烂性胃炎与萎缩性胃炎等复查。

- 药物相关性胃肠黏膜损伤的评估与监测。
- 十二指肠溃疡、息肉等复查。
- 胃部分切除及胃镜微创治疗术后复查。
- 需行胃及小肠检查。

禁忌证

- 无手术条件或拒绝接受任何腹部手术者（包括内镜手术）。
- 身体状态或精神心理原因不能配合检查者。
- 已知或怀疑胃肠道梗阻、狭窄及瘘管者。
- 吞咽功能障碍者。

检查注意事项

（1）检查者需签署知情同意书。

（2）检查前一日忌烟酒，禁食辛辣刺激和不易消化的食物，晚餐进食清、淡低渣饮食，晚 8 点后禁食（直至检查完成）。

（3）检查前可以饮水，避免饮用带颜色的液体饮料。需清肠者，遵医嘱行肠道准备。

（4）检查时需除去身上金属和磁性物品，在医务人员指导下外穿检查服接受检查。

（5）检查结束后可自行观察或使用胶囊定位器判断胶囊是否排出，如两周后胶囊仍在体内，需咨询医生是否采取干预措施。

（6）胶囊未排出时禁止磁共振检查，尽量远离强磁场区域。

（陈珑，李丽）

参考文献

1. 赫捷，陈万青，李兆申，等. 中国胃癌筛查与早诊早治指南（2022，北京）. 中华肿瘤杂志，2022，44（7）：634-666.
2. 中华医学会肿瘤学分会早诊早治学组 . 中国结直肠癌早诊早治专家共识 . 中华医学杂志，2020，100（22）：1691-1698.
3. ASEG Standards of Practice Committe, EARLY DS, BEN-MENACHEM T, et al. Appropriate use of GI endoscopy. Gastrointest Endosc，2012，75（6）：1127 - 1131.
4. 国家消化系统疾病临床医学研究中心（上海），国家消化内镜质控中心，中华医学会消化内镜学分会胶囊内镜协作组，等 . 中国磁控胶囊胃镜临床应用指南（2021. 上海）. 中华消化内镜杂志，2021，38（12）：949-963.